Springer-Verlag Berlin Heidelberg GmbH

In Verbindung mit den Büchern der Ärztlichen Praxis und nach den gleichen Grundsätzen redigiert, erscheint die Monatsschrift

Die Ärztliche Praxis

Unter steter Bedachtnahme auf den in der Praxis stehenden Arzt bietet sie aus zuverlässigen Quellen sicheres Wissen und berichtet in kurzer und klarer Darstellung über alle Fortschritte, die für die ärztliche Praxis von unmittelbarer Bedeutung sind.

Der Inhalt des Blattes gliedert sich in folgende Gruppen:

Originalbeiträge: Diagnostik und Therapie eines bestimmten Krankheitsbildes werden durch erfahrene Fachärzte nach dem neuesten Stand des Wissens zusammenfassend dargestellt.

Fortbildungskurse: Die internationalen Fortbildungskurse der Wiener medizinischen Fakultät teils in Artikeln, teils in Eigenberichten der Vortragenden. Das Gesamtgebiet der Medizin gelangt im Turnus zur Darstellung.

Seminarabende: Dieser Teil gibt die Aussprache angesehener Spezialisten mit einem Auditorium von praktischen Ärzten wieder.

Neuere Untersuchungsmethoden: Die Rubrik macht mit den neueren, für die Praxis geeigneten Untersuchungsmethoden vertraut.

Aus neuen Büchern: Interessante und in sich abgeschlossene Abschnitte aus der neuesten medizinischen Literatur.

Zeitschriftenschau: Klar gefaßte Referate sorgen dafür, daß dem Leser nichts für die Praxis Belangreiches aus der medizinischen Fachpresse entgeht.

Der Fragedienst vermittelt jedem Abonnenten in schwierigen Fällen, kostenfrei und vertraulich, den Rat erfahrener Spezialärzte auf brieflichem Wege. Eine Auswahl der Fragen wird ohne Nennung des Einsenders veröffentlicht.

Die Ärztliche Praxis kostet **im Halbjahr zurzeit Reichsmark 3,60** zuzüglich der Versandgebühren.

Alle Ärzte, welche die Zeitschrift noch nicht näher kennen, werden eingeladen, Ansichtshefte zu verlangen.

Innerhalb Österreich wird die Zeitschrift nur in Verbindung mit den amtlichen „Mitteilungen des Volksgesundheitsamtes" ausgegeben.

DIE DIFFERENTIALDIAGNOSE DER WICHTIGEN AUGENERKRANKUNGEN UND AUGENVERLETZUNGEN

MIT EINEM ANHANG ÜBER DIE BRILLEN-BESTIMMUNG

MIT 19 ABBILDUNGEN UND 3 TAFELN

VON

PROFESSOR DR. VIKTOR HANKE

WIEN

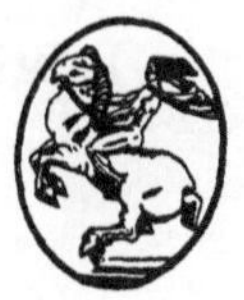

SPRINGER-VERLAG WIEN GMBH

1930

Additional material to this book can be downloaded from http://extras.springer.com

ISBN 978-3-662-34351-7   ISBN 978-3-662-34622-8 (eBook)
DOI 10.1007/978-3-662-34622-8

Vorwort.

Bei dem beständigen Fortschreiten der medizinischen Diagnostik ist es für den praktischen Arzt ganz unmöglich, die Wandlungen und neuen Errungenschaften in allen Spezialgebieten der Heilkunde zu verfolgen. Dies macht sich naturgemäß bei der Diagnosenstellung oft bemerkbar und besonders in einem Fache wie dem der Augenheilkunde, wo es auf fortwährende Übung und genaue Beobachtung ankommt. Diese Unsicherheit in der Auffassung und damit auch in der Behandlung wenigstens einigermaßen zu verringern, ist der Zweck des vorliegenden Buches, das bestrebt ist, in schwierigen Fällen, die eine mehrfache Deutung zulassen, auf den richtigen Weg zu weisen, gleichzeitig aber auch die Grenzen zu zeigen, über die hinaus die Zulässigkeit und Berechtigung des selbständigen ärztlichen Handelns nicht mehr im Einklange steht mit der damit verbundenen Verantwortlichkeit und mit dem ärztlichen Gewissen, weshalb die Überweisung an den Facharzt zur eigenen Entlastung geradezu geboten ist.

Der umfangreiche Stoff konnte nur in seinen wichtigsten Teilen in kurzer und übersichtlicher Form abgehandelt werden, wobei das H a u p t g e w i c h t auf die D i f f e r e n t i a l d i a g n o s e gelegt wurde.

Sollte es dem Verfasser gelungen sein, das angedeutete Ziel zu erreichen, dann hat er die Befriedigung, nicht nur im Interesse der Kollegen, sondern auch zum Wohle der Kranken einen bescheidenen, aber nützlichen Beitrag geleistet zu haben.

Da der praktische Arzt, für den dieses Buch in erster Linie bestimmt ist, ja doch manchmal in die Lage kommt, eine Brille verordnen zu müssen, ist der Abschnitt über die Brillenbestimmung aufgenommen; aber es sei gleich hier ausdrücklich betont, nur in dem Ausmaße, daß er dem Nichtfachmanne im Falle eines dringenden Bedürfnisses die Richtlinien andeuten, gleichzeitig aber auch den Fingerzeig geben mag, wenn wegen Unzulänglichkeit eigener Kenntnisse und Erfahrung der Facharzt zu Rate zu ziehen ist.

Es werden die dem Buche beigegebenen Sehprobentafeln und Leseproben eine erwünschte Vervollständigung dieses Kapitels darstellen, da sie zur Ausführung der Brillenbestimmung notwendig sind.

Dr. V. Hanke.

W i e n, im Mai 1930.

Inhaltsverzeichnis.

Brillenbestimmung.

Einleitung.

Untersuchung des Auges.

Eine Differentialdiagnose kommt dann in Betracht, wenn das vorliegende Krankheitsbild zwei oder mehrere Deutungen zuläßt. Um sich vor Irrtümern in der Diagnose zu schützen, ist daher in erster Linie die Berücksichtigung aller von der Norm abweichenden Erscheinungen notwendig, die sich bei der Besichtigung und Untersuchung des Augapfels ergeben. Das Auge ist nun ein Sinneswerkzeug, das aus zahlreichen Geweben verschiedener histologischer und biologischer Wertigkeit zusammengesetzt ist; zum ungestörten Ablauf seiner Funktionen ist nicht nur seine eigene, sondern auch die Unversehrtheit seiner Anhangsorgane (Lider, Tränendrüse, Tränenableitungswege, Muskelapparat) erforderlich, überdies werden manche seiner Teile auch durch Erkrankungen verschiedener entfernt liegender Körperorgane in direkte Mitleidenschaft gezogen. Daher muß die Untersuchung des Auges hinsichtlich aller seiner Funktionen durchgeführt werden. Besonders bei der Untersuchung des vorderen Augenabschnittes, der ja für den praktischen Arzt hauptsächlich in Betracht kommt, ist eine genaue Beobachtung seiner einzelnen Teile unerläßlich. Es dürfte daher zweckmäßig und vorteilhaft sein, dem nichtgeübten und fachlich nicht ausgebildeten Untersucher einen Wegweiser an die Hand zu geben, durch den er sich davor schützen kann, ein oder das andere nicht so hervorstechende, für die Auffassung des Falles aber maßgebende oder wenigstens wichtige Zeichen zu übersehen. Der Kürze und größeren Übersichtlichkeit halber soll dies im folgenden nur in Schlagworten geschehen:

A n a m n e s e.

A l l g e m e i n e r   H a b i t u s.

L i d e r. Weite und Form der Lidspalte (Ptosis), Vollständigkeit oder Mangelhaftigkeit des Lidschlusses (Lagophthalmus), Beweglichkeit des Oberlides. — Farbe und Beschaffenheit der Lidhaut (Ödem, Blutunterlaufung, Wunden, Exantheme, Geschwüre, Narben, Tumoren, Blepharochalasis), Stellung der Lidränder zum Bulbus (Abstehen von der Augapfeloberfläche, Einwärtsrollung (Entropium), Auswärtskehrung (Ektropium), Stellung der Zilien (Trichiasis, Distichiasis), Fehlen der Zilien, Krusten, Narben.

T r ä n e n w e g e. Lage der Tränenpunkte, Vorwölbung oder Fistel in der Tränensackgegend, Entleerung von Eiter oder Schleim nach Druck auf den Tränensack.

B u l b u s a l s G a n z e s. Beweglichkeit, Lage (Enophthalmus, Exophthalmus), Stellung zur Mittellinie (Strabismus), Größe (Buphthalmus, Mikrophthalmus, Phthisis, Atrophia bulbi), Deformation (umschriebene Vorwölbung der Hornhaut oder der Lederhaut).

B i n d e h a u t d e r L i d e r. Zur Besichtigung der Bindehaut des unteren Tarsus und der unteren Übergangsfalte genügt das einfache Abziehen des Unterlides vom Bulbus. Für die Untersuchung der Bindehaut des obern Tarsus und der oberen Übergangsfalte ist die einfache und doppelte Umstülpung des Oberlides notwendig. — Glanz, Durchsichtigkeit, Ödem, samtartige Verdickung, Schwellung, Infiltration, Follikel, Trachomkörner, Blutungen, Fremdkörper, Schorfe, Beläge, Geschwüre, Narben. Form des Tarsus, Verkrümmung, sulzige Verdickung, Narben, Chalazien, Meibomsche Infarkte, Körner, papilläre Hypertrophie.

B i n d e h a u t d e s A u g a p f e l s. Konjunktivale Injektion, Ekchymose, Pinguecula, Pterygium, Fremdkörper, Wunden, Geschwüre, Phlyktänen, Narben, erweiterte Lymphgefäße, Tumoren.

L e d e r h a u t. Knoten, Narben, Geschwüre, Wunden, umschriebene oder diffuse Ektasien.

H o r n h a u t. Größe, Form, Wölbung (Abflachung, Vorwölbung), Oberfläche (glänzend, matt, eben, uneben, Substanzverlust); Durchsichtigkeit; Form, Farbe und Dichte der Trübung, deren Lage (oberflächlich oder tief), Präzipitate, oberflächliche und tiefe Gefäße; Empfindlichkeit gegen Berührung.

V o r d e r k a m m e r. Abgeflacht oder vertieft, gleichmäßig oder ungleichmäßig (vordere Synechie, Lageveränderung der Linse). Hypopyon, Hyphaema, Fremdkörper, Trübung des Kammerwassers.

I r i s. Farbe, Deutlichkeit der Iriszeichnung, Irisschlottern, Iridodialyse, radiäre Sphinkterrisse, Lücken in der Iris durch Verletzung oder Atrophie; neugebildete Gefäße, Knötchen, Tumoren, Vorwölbung der Iris bei Seclusio pupillae.

P u p i l l e. Weite, Form (Kolobom, Verziehung durch hintere oder vordere Synechie), Entrundung (Tabes, Einrisse, Dialyse), Farbe (Occlusio, Linsentrübung, Pigment, Blut), Reaktion (auf Licht, Konvergenz, konsensuell, Lidschluß, myotonisch, neurotonisch).

L i n s e. Durchsichtigkeit (Kapseltrübung, Speichen, wolkige, scheibenförmige Trübungen, Kernstar, Schichtstar, Sitz der Trübungen innerhalb der Linse), Lageveränderung (Luxation, Subluxation), Fehlen der Linse (Reflexbildchen).

I n t r a o k u l ä r e r   D r u c k.

Die Untersuchung des vordern Augenabschnittes soll nicht nur bei Tageslicht, sondern auch im verdunkelten Raume mit seitlicher Beleuchtung, womöglich unter Zuhilfenahme einer Lupe vorgenommen werden. Besonders wichtig ist die Durchleuchtung der Pupille nach ihrer Erweiterung mit dem Augenspiegel, wodurch Trübungen der durchsichtigen Medien des Auges und ihre Lokalisation festgestellt werden können. Die tiefen Teile des Auges (Netzhaut, Aderhaut, Sehnerv) können nur mit dem Augenspiegel untersucht werden; die richtige Deutung vorhandener Erkrankungen oder Veränderungen erfordert aber sehr große Übung und Erfahrung. Zur vollständigen Untersuchung eines Auges gehört schließlich noch die Feststellung des direkten und indirekten Sehens (Sehprüfung, Gesichtsfeldaufnahme), des Farbensinnes und Lichtsinnes.

Erkrankungen der Lider.

Eine auffallende krankhafte Veränderung der Augenlider ist das Ö d e m. Infolge der zarten Beschaffenheit der Lidhaut, unter der sich keine Fettschichte befindet, und ihrer lockeren und verschieblichen Verbindung mit der Unterlage, kommt das Ödem verhältnismäßig sehr häufig in Erscheinung. Es ist aber immer nur ein Symptom, u. zw. entweder eines allgemeinen Leidens oder eines lokalen Leidens, das sich wieder in den Lidern selbst oder in ihrer Nachbarschaft abspielen kann. Wir unterscheiden ein Oedema frigidum (nicht entzündlich) und ein calidum (entzündlich).

Das Oedema f r i g i d u m findet man bei Nephritis, Anämie, Kachexie. Eine Zwischenstellung zwischen Oedema frigidum und calidum nimmt ein

1. das Ö d e m b e i T r i c h i n o s e; differenzialdiagnostisch kommt in Betracht: seine weiße Farbe, die durchsichtige Beschaffenheit der Haut; von Allgemeinsymptomen rheumatoide Schmerzen, Temperaturerhöhungen, positive Diazoreaktion und starke Eosinophilie. Es tritt gewöhnlich am siebenten Tage nach der Infektion auf, wenn die Embryonen zu wandern beginnen;

2. das a n g i o n e u r o t i s c h e Ö d e m (rezidivierendes Lidödem, Quinckesches Ödem). Plötzlich beginnend, rasch verschwindend; häufiges Wiederkehren; gleichzeitiges oder abwechselndes Vorkommen auch auf anderen Körperstellen, wie der äußern Haut, Wange, Nase, Extremitäten, oder selbst der Schleimhaut, Rachen, Kehlkopf (Erstickungsanfälle!). Symptome sind: Blasse, selbst wachsgelbe Farbe, selten röter als die umgebende Haut; auf Druck wenig empfindlich, der Fingerdruck bleibt nicht bestehen; Fehlen des Juckreizes. Es kommt vor: bei Migräne, Trigeminusneuralgie, Basedow, Tabes, Neurasthenie, bei Frauen zur Zeit der Menses, in der Schwangerschaft, im Wochenbett. Ursachen sind: Angioneurose, Intermittens, Influenza, Alkohol-, CO-Vergiftung, Fischvergiftung. Differentialdiagnose gegen traumatisches Ödem (besonders nach Insektenstich) und gegen Urtikaria: Für angioneurotisches Ödem spricht die normale Hautfarbe, Härte, Schmerzlosigkeit, das rasche Entstehen und Vergehen, die häufigen Rezidive, das Fehlen des Juckreizes;

3. d a s e i n f a c h e, s t a b i l e Ö d e m i n f o l g e v o n S t a u u n g. Gewöhnlich ist die umliegende Gesichtshaut mitbeteiligt, die Lider fühlen sich weich, fast fluktuierend an, durch Fingerdruck läßt sich die Schwellung verkleinern. Punktion entleert seröse Flüssigkeit aus dem Unterhautzellgewebe. Ursachen sind: Erkrankungen der Nasenhöhle, chronische Rhinitis, Polypen, adhärente Knochennarben an den Orbitalrändern, langdauernde Stauung infolge starken Lidkrampfes, besonders bei skrophulöser und exsudativer Diathese. Die geschwollene, ver-

dickte und sich teigig anfühlende Haut kann einen lividen, blaurötlichen Farbenton annehmen.

Mit einem nicht entzündlichen Lidödem leicht zu verwechseln ist das H a u t e m p h y s e m d e r L i d e r, bei dem die Schwellung so stark sein kann, daß eine aktive Öffnung der Lidspalte unmöglich ist. In höheren Graden betrifft es auch die benachbarten Teile der Wangen- und Schläfengegend sowie die Augenhöhle. Es ist durch vorsichtige Palpation zu erkennen, bei der man ein eigentümliches Knistern unter den Fingerspitzen fühlt und manchmal das Entweichen von Luftbläschen auch sehen kann. Durch Schneuzen und forcierte Ausatmung bei geschlossener Mund- und Nasenöffnung läßt es sich leicht wieder hervorbringen oder steigern.

Beim O e d e m a c a l i d u m, dem entzündlichen Ödem, ist die Haut der Lider mehr oder weniger gerötet und wärmer, durch die Ausdehnung und Spannung faltenlos, glänzend, der Fingerdruck hinterläßt eine sich bald wieder ausgleichende Delle. Es erstreckt sich entweder über das ganze Lid oder über beide Lider, es kann aber auch auf die Umgebung übergreifen und selbst die Lider der andern Seite erreichen, oder es ist auf einen Teil des Lides beschränkt, was für die Diagnose oft von Wichtigkeit ist. Zunächst ist festzustellen, nötigenfalls mit Zuhilfenahme eines Lidhalters, ob die Bindehaut und der Augapfel normal oder entzündet sind und ob der Augapfel in seiner Beweglichkeit gestört ist. In diesen Fällen ist das Lidödem eine sekundäre Folgeerscheinung und die primäre Erkrankung in der Bindehaut, dem Augapfel oder der Orbita gelegen.

Sind B i n d e h a u t u n d A u g a p f e l n o r m a l, dann kommt als Ursache des Ödems eine E r k r a n k u n g d e r L i dh a u t, einschließlich einer Verletzung oder die Fortleitung von einer Erkrankung in der Umgebung (sekundäres Lidödem) in Betracht.

Bei E r k r a n k u n g e n d e r L i d h a u t stellt das Lidödem nur ein Anfangssympton einer umschriebenen oder diffusen Krankheit dar. Bei den l o k a l e n E r k r a n k u n g e n ist in der Regel schon palpatorisch eine umschriebene Verdikkung und Schmerzhaftigkeit zu finden; liegt diese direkt unter der Oberfläche und in der Nähe des Lidrandes, dann handelt es

sich um ein H o r d e o l u m e x t e r n u m. Unterstützt wird die
Diagnose durch das Vorhandensein eines Follikulärabszesses
um die Austrittsstelle einer oder mehrerer benachbarten Wimpern. Eine tiefliegende schmerzhafte Resistenz in der Nähe des
Lidrandes ist ein H o r d e o l u m i n t e r n u m (Vereiterung
der Meibomschen Drüsen). Es sei hervorgehoben, das Hordeola
externa und interna, die in der Nähe eines Lidwinkels liegen,
besonders schmerzhaft sind und ein bedrohliches Aussehen da
durch gewinnen können, daß die Bindehaut des Augapfels an
diesen Stellen glasig-durchscheinend, ödematös geschwollen ist.
Oft ist auch die Lymphdrüse vor dem Ohre geschwollen und
druckschmerzhaft.

Um Insektenstiche, oberflächliche Exkoriationen oder Wunden der Lidhaut kann sich ein starkes, entzündliches Ödem bilden, das später von einer derben, schmerzhaften Infiltration ge-
folgt ist, die dann über der Kuppe erweicht, fluktuiert: L i d-
a b s z e ß.

Die d i f f u s e n Ö d e m e der Lider sind das Anfangssta-
dium der verschiedenen akuten Dermatitiden sowie mancher
Exantheme des Lides und werden unter diesen besprochen
werden.

Bei s e k u n d ä r e m Ö d e m, das von einer Erkrankung in
der Umgebung des Auges fortgeleitet ist, weist das Ödem in der
Gegend des inneren Lidbandes auf eine E n t z ü n d u n g
d e s T r ä n e n s a c k s hin. Gewöhnlich spürt man auch schon
in der Tiefe eine knotenförmige, schmerzhafte Resistenz und
auf Druck entleert sich aus einem oder beiden Tränenröhrchen
Eiter. Sitzt die ödematöse Partie innen am Übergangsteil in
die obere Augenhöhlenwand, ist diese Gegend auf Druck empfindlich, ist gelegentlich sogar eine leichte Vorwölbung des
Knochens oder eine derb-teigige oder fluktuierende Vorwölbung zu fühlen, so handelt es sich um ein E m p y e m d e s
S i n u s f r o n t a l i s, bei Fühlen einer derbteigigen oder
fluktuierenden Vorwölbung um beginnenden Durchbruch.
Dabei kann auch Exophthalmus und Verdrängung des Augapfels nach außen und unten bestehen. (Nasen- und Neben-
höhlenuntersuchung, Röntgenaufnahme!) Ödematöse Schwellung
und Rötung in der Gegend des äußeren oberen Orbitalrandes spricht für eine D a c r y o a d e n i t i s (Entzündung
der Tränendrüse). Die Diagnose wird gefestigt, wenn an dieser Stelle unter dem knöchernen Orbitalrande ein deutlicher,

manchmal schmerzhafter Tumor zu fühlen ist, der sich unter dem Orbitaldache in die Tiefe erstreckt. Umschriebenes entzündliches Ödem an irgend einer Stelle des knöchernen Augenhöhlenrandes, verbunden mit einer deutlichen, manchmal schmerzhaften (bei Lues indolenten) harten Verdickung des Augenhöhlenrandes deutet auf Periostitis orbitalis hin. Ist darüber Fluktuation zu spüren, dann handelt es sich um einen subperiostalen Abszeß. Mit Vorliebe liegen die Periostitiden in der temporalen Hälfte des Orbitalrandes. Entzündliche ödematöse Schwellung am oberen Orbitalrande ohne Knochenveränderung, druckschmerzhaft, mit starker Infiltration der Unterlage weist auf einen Furunkel in der Augenbraue nach Insektenstichen, traumatischer Stichverletzung, Follikulärabszessen um die Brauenhaare.

Exsudative Entzündungen der Lidhaut. Sie beginnen nahezu alle mit einem mehr oder weniger umschriebenen Lidödem. Auch ist bei ihnen gewöhnlich die Bindehaut sekundär mitbeteiligt und sondert ein seröses oder schleimiges, selten ein eitriges Sekret ab.

1. Rundliche, erbsen- bis linsengroße Flecke von gelblich- bis bläulichroter Farbe, scharfer, aber unregelmäßiger Begrenzung, nach kurzer Zeit Abblassung und kleienartige Schuppung: Masern.

2. Dicht stehende, mohnkorngroße, intensiv rote Fleckchen, die ziemlich rasch zu einer diffusen, scharlachroten Fläche verschwimmen, im Verlaufe tritt Abblassung und Schuppung ein: Scharlach.

3. Kleinfleckige, scharf, aber unregelmäßig begrenzte, manchmal knötchenförmige, braunrötliche Effloreszenzen, die, wenn sie am Lidrande sitzen, nicht selten erodieren, nässen und zur Verklebung und büschelförmigen Anordnung der Wimpern führen, die unter Abschuppung heilen, nicht mit Juckreiz oder Schmerzen verbunden sind und einen braunen oder schmutziggelben, nicht glänzenden Fleck hinterlassen; wenn sie an behaarten Stellen (Lidrand, Augenbraue) sitzen, fallen hier die Haare aus: syphilitisches Exanthem, und zwar zweites Stadium. Gleichzeitig meistens auch am Gehörgange und den Mundwinkeln.

4. Auf den stark geröteten Lidern befinden sich halbkugelige Bläschen, deren Inhalt zunächst klar ist, später sich trübt,

ohne eitrig zu werden. Keine Dellenbildung auf der Kuppe der Bläschen. Nach 1—2 Tagen trocknen sie zu Krusten ein, die ohne Hinterlassung von Narben abfallen. Sitzen solche Bläschen am Lidrande zwischen den Wimpern, so können sie mit Hordeolum verwechselt werden, unterscheiden sich aber davon durch die fehlenden Schmerzen: Varizellen.

5. Mit Bläscheneruption beginnende Erkrankungen sind noch der Herpes simplex sive febrilis und der Herpes zoster. Sie unterscheiden sich aber von den vorherigen durch manche wesentliche Punkte. Beim Herpes febrilis sind die stecknadelkopfgroßen Bläschen auf der geröteten und geschwollenen Haut in Gruppen angeordnet, haben wasserhellen Inhalt, der zu gelblichen, bald abfallenden Krusten eintrocknet. Heilung erfolgt ohne Narbenbildung. Beim Herpes zoster hält sich der Krankheitsprozeß streng an den Verlauf eines Nerven, hört scharf in der Mittellinie auf, ist mit sehr starken Schmerzen und Parästhesien verbunden, die die Heilung überdauern können. Die Bläschen schießen auf einer infiltrierten, geröteten, stark ödematösen Oberfläche auf, stehen ebenfalls in Gruppen beisammen, ihr Inhalt trübt sich aber bald, wird eitrig, es bilden sich gelbbraune Krusten, oft Nekrosen, die für längere Zeit bräunliche Flecke und später Narben hinterlassen.

6. Diffuses, starkes Ödem mit papulösen Effloreszenzen, aus welchen am dritten Tage des Bestehens kuppenförmige, bis erbsengroße Bläschen werden. Diese sind über der Kuppe eingebuchtet, der Inhalt ist trüb und wird am 5. bis 6. Tage eitrig. Vom 10. Tage an trocknen die Pusteln ein, das Ödem geht zurück. Nach 2—3 Wochen fallen die Borken ab, es bleiben dauernde Narben zurück: Variola.

7. Hellrote bis bläulichrote diffuse oder großfleckige Verfärbung der Lidhaut, die rasch spurlos verschwinden oder abschuppen oder zum Aufschießen von Blasen führen kann und im Gegensatz zu Urtikaria fast niemals mit Juckreiz verbunden ist: Toxische Dermatitis. Hieher gehört auch die Urtikaria, die meistens mit Quaddelbildung einhergeht und sehr starkes Jucken verursacht. Ursache: pflanzliche Stoffe (Spargel, Primeln, Wolfsmilch, Zwiebelgewächse, Schierling, Krotonöl, verschiedene Furnierhölzer), Arzneimittel (Arsen, Atropin, Formol, Harze, Jodoform, Pyramidon, Antipyrin, Phenazetin, Paraffin, verunreinigtes Vaselin, Arnika, Jod, Brom). — Das Salvarsan-Exanthem ist masern- oder scharlachähnlich, manch-

mal werden anginaähnliche Symptome mit hohem Fieber und Kopfschmerzen beobachtet. Das Q u e c k s i l b e r - E x a n t h e m kann auch entfernt vom Anwendungsorte des Quecksilbers auftreten. Fleckiges Erythem, manchmal universell; gleichzeitige Stomatitis. Differentialdiagnose: Keine Konjunktivitis wie bei Masern, keine Angina wie bei Scharlach.

8. In der diffus entzündlich geröteten und ödematös geschwollenen Lidhaut entwickeln sich unter erhöhter Lokaltemperatur und starkem Juckreiz zahlreiche kleine derbe rote Knötchen, die zu Flecken zusammenfließen. Aus ihnen bilden sich Bläschen, die rasch eintrocknen und abschuppen, oder es kommt zu seröser Exsudation (Nässen), die zu honiggelben Krusten eintrocknet, worauf erst die Abschuppung erfolgt. Eiterbildung ist stets die Folge einer sekundären Infektion, zur Pustelbildung kommt es besonders an den Lidrändern (Hordeola). In der Regel sind die verschiedenen Stadien des Prozesses gleichzeitig nebeneinander vorhanden: A k u t e s E k z e m; die Bläschen zeigen keine gruppenförmige Anordnung (gegenüber Herpes) und die Krankheitsherde haben keine scharfe Abgrenzung (gegen Impetigo).

Das c h r o n i s c h e E k z e m besteht in einer trockenen, nicht nässenden Rötung und Schwellung der Lidhaut, mit oft konfluierender Knötchenbildung, die bei der Heilung schuppt. Es bleibt gewöhnlich eine leichte bräunliche Verfärbung und Verdickung der Lidhaut zurück, die mehr starr, nicht leicht faltbar ist.

Vom sekundär infizierten Ekzem mit Pustelbildung ist oft schwer zu unterscheiden die I m p e t i g o. Ihr Charakteristikum sind Pusteln, die primär akut entstehen, von einem schmalen, entzündlichen Hofe umgeben sind. Zwischen den Effloreszenzen ist die Haut normal, beim Ekzem jedoch diffus erkrankt, gerötet und infiltriert. Bei der I m p e t i g o s i m p l e x entstehen auf entzündlich geröteter Basis hirsekorngroße Bläschen, die sich rasch zu prall mit Eiter gefüllten, von einem schmalen roten Hofe umgebenen Pusteln vergrößern. Schnelles Platzen, worauf sich eine gelb- oder grünlichbraune festhaftende Borke bildet, die nach einigen Tagen abfällt und einen bläulichroten, anfangs etwas vertieften Fleck, aber niemals eine Narbe hinterläßt. Die I m p e t i g o c o n t a g i o s a unterscheidet sich von der simplex dadurch, daß die Blasen größer sind, konfluieren, nicht platzen, sondern zu honiggelben Krusten eindicken, die erst nach 8—14

Tagen abfallen; sie tritt fast nur im Kindesalter auf, ist infektiös und oft in Kindergärten, Schulen usw. endemisch.

9. Unter Schüttelfrösten kommt es zur Ausbildung einer sehr schmerzhaften roten Schwellung, die gegenüber der gesunden Umgebung leicht erhaben ist und sich gegen diese mit einem wallartigen scharfen Rande abgrenzt, sich aber rasch auf die Umgebung verbreitet. Es kann zur Abhehung der Epidermis mit Bildung von Blasen kommen, die einen eitrigen oder blutig-eitrigen Inhalt haben: Erysipel.

10. Unter der ödematösen, tiefroten Lidhaut liegt eine derbe, in die Tiefe und Breite fortschreitende, unscharf begrenzte Schwellung, die sehr schmerzhaft ist, mit Fieber und Schwellung der präaurikularen Lymphdrüse einhergeht: Phlegmone des Lides. Abheilung entweder unter Abschuppung und Hinterlassung einer Pigmentierung oder Verflüssigung und Abzeßbildung.

11. Teigig-weiche, durchscheinende Schwellung der Lidhaut, anfangs weißlich, später bläulich-rot, ohne besondere Beschwerden. Im Beginn gewöhnlich Fieber, sehr bald schießen Blasen auf, die platzen, zu Geschwürs- und Schorfbildung mit ausgedehnter Nekrose führen; rasche Ausbreitung über das Gesicht, den Kopf, ja sogar bis auf den Hals: Milzbrand, Anthrax.

12. Über die Lid- und Wangenhaut breitet sich eine scharf abgegrenzte Rötung und Schwellung aus, auf der Bläschen aufschießen können. Nach einigen Wochen tritt Abschwellung mit Hinterlassung dunkler Pigmentierung und Schuppung ein. Das Leiden beginnt unter Allgemeinerscheinungen und Fieber und kommt in den Monaten April bis Juni vor: Pellagra.

Entzündliche Erkrankungen der Lidhaut mit Knoten- und Geschwürbildung. 1. Derbe, entzündlich gerötete, schmerzhafte, knotenartige Infiltrate, die sehr bald zu einer Pustel werden, deren Inhalt zu Krusten eindickt, die bald abfallen, während die entzündliche Schwellung zurückgeht: Acne vulgaris. Acnepusteln in der Gegend des Lidrandes sind Hordeola externa.

2. Rötliche oder bläulich-rötliche Flecke mit follikulären und perifollikulären Eiterherden und knötchenförmiger oder gleichmäßiger Verdickung der Haut: Acne rosacea. Sie entsteht fast nie primär auf den Lidern, sondern die Erkrankung setzt sich in der Regel von der Gesichtshaut aus fort.

3. Um die Talg- und Schweißdrüsen entstehen knotenförmige, bläulichrote Infiltrate, die sich in der Mitte gelblich verfärben, zumeist spontan durchbrechen, worauf sich ein nekro-
tischer Propf entleert: L i d f u r u n k e l. Ein Konglomerat solcher Furunkel ist der sogenannte K a r b u n k e l, der ein hartes,
blaurotes Infiltrat darstellt, auf dessen Kuppe sich mehrere
gelbliche Stellen zeigen, an denen der Durchbruch und die Entleerung der nekrotischen Pfröpfe erfolgt. Von ihm zu unterscheiden ist der

4. M i l z b r a n d k a r b u n k e l. Aus einem kleinen, stark
juckenden und brennenden Fleck wird sehr rasch eine Papel,
aus der sich ein Bläschen mit blutig-seröser Flüssigkeit entwickelt. Dieses platzt, es kommt zu einem eingesunkenen,
schwarzroten Schorf, der sich schnell über die Oberfläche des
Lides ausbreitet, aber den freien Lidrand immer verschont. Er
ist von einem wulstigen, entzündlich infiltrierten Rande umgeben, an den sich nach außen ein starkes Ödem anschließt. Regionäre Lymphdrüsen geschwollen.

5. Unter hohem Fieber entstehen in der geschwollenen geröteten Lidhaut ein oder mehrere derbe Knoten und Pusteln,
die flach kuppenförmig sind, zentral erweichen, grützeartigen
Inhalt entleeren und zu kraterförmigen Geschwüren mit unterminierten Rändern und mißfärbigem, eitrig fibrinös belegtem
Grund werden. Es kann auch zu diffusen phlegmonösen Entzündungen kommen: R o t z. Außer in dieser akuten kann der Rotz
auch in chronischer Form auftreten: Ausbildung wurmartiger,
derber Stränge, aus denen sich Geschwüre und Fistelgänge mit
sehr geringer Heilungstendenz entwickeln. Gegenüber Tuberkulose und Syphilis ist die mikroskopische Untersuchung, sowie die Anlegung von Kulturen und besonders die Einleitung
von Tierversuchen erforderlich.

6. Harte, erweichende Knoten, die zur Fistelbildung führen,
aus welchen sich ein dünner Eiter mit gelben Bröckeln entleert:
A k t i n o m y k o s e.

7. Auftreten kleiner indolenter Knoten, die Neigung zur
Erweichung zeigen und aus welchen Abszesse und Geschwüre
werden. Regionäre Lymphdrüse geschwollen: S p o r o t r i -
c h o s e. Bakteriologische Untersuchung notwendig.

8. Eine andere, manchmal mit geschwürigem Zerfall einhergehende Erkrankung der Lidhaut beruht auf T u b e r k u -

l o s e. Diese kann unter mehreren Formen auftreten: entweder die stecknadelknopf- bis linsengroßen Infiltrate erweichen zu braunroten oder gelblichen, transparenten Herden, die unter Schuppung und Hinterlassung von weißlichen Einziehungen heilen, oder es kommt zum geschwürigen Zerfall. Der Grund der Geschwüre ist grau oder bläulichrot, mit wuchernden Granulationen bedeckt, hat unregelmäßige, leicht blutende Ränder und sondert ein dünnes, eitriges Sekret ab. Eine andere Form, die selten primär auftritt, zeigt nach der Einschmelzung der Infiltrate gelbrötliche, schlaffe Granulationen auf dem Geschwürsgrunde, scharf zackige, wenig infiltrierte Ränder. Bei Befallensein des Lidrandes ist eine Verwechslung mit Hordeolum möglich. Das Geschwür kann auf den Tarsus übergreifen oder umgekehrt vom Tarsus auf den Lidrand. Lymphdrüse vor dem Ohr geschwollen. Schließlich kann es am Lide als Folge von Periostitis tuberculosa zu F i s t e l n kommen, die mit Vorliebe am untern Orbitalrande sitzen. Charakteristisch für das tuberkulöse Geschwür ist die weiche Beschaffenheit des unebenen Grundes und der zackigen, unterminierten Ränder, die schwammigen Granulationen und die geringe Beteiligung der regionären Lymphdrüsen.

9. Schließlich wäre noch das U l c u s r o d e n s c u t i s anzuführen, der B a s a l z e l l e n k r e b s der alten Leute. Er entwickelt sich aus kleinen, derben, grauen bis bläulichroten, manchmal warzenähnlichen Knötchen. Die Geschwüre sind von einem leistenartigen, schmalen, blassen, fein ausgebuchteten Rande umgeben, der mit Knötchen besetzt ist. Der Grund blutet leicht und ist einem rosenroten Granulationsgewebe ähnlich. Zentral tritt Überhäutung und peripher Weiterkriechen des geschwürigen Zerfalls auf. Regionäre Lymphdrüsen nicht beteiligt, keine Metastasenbildung, Röntgenbehandlung sehr erfolgreich. Die Kenntnis des Leidens ist sehr wichtig, weil keine eigentliche Tumorbildung auftritt.

Erkrankungen des Lidrandes. Der normale vordere Lidrand ist blaß; die ihm entspringenden Cilien stehen in einfacher oder stellenweise mehrfacher Reihe und haben eine bogenförmig nach außen gerichtete Form. Es gibt eine angeborene Abnormität, die D i s t i c h i a s i s, bei welcher die zweite Zilienreihe h i n t e r den Ausführungsgängen der Meibomschen Drüsen entspringt und g e g e n d e n B u l b u s gerichtet ist. Der hintere

Lidrand ist von der scharfen, nicht abgerundeten Lidkante gebildet, die der Augapfeloberfläche überall anliegt. Die Tränenpünktchen sind bei regelrechter Stellung von vorne nicht sichtbar, denn sie tauchen in den Tränensee ein, was für die Abfuhr
der Tränen unerläßlich ist. Erst bei leichter Auswärtsdrehung
der nasalen Lidhälften kommen sie zum Vorschein. Ist der
Lidrand ganz oder teilweise von irgendwelchen Auflagerungen
bedeckt, so sind diese zunächst durch Erweichen mit feuchten
Tupfern oder Salben nach Möglichkeit zu entfernen. Gelbliche,
leicht ablösbare Krusten, unter denen die Lidränder dann normal erscheinen, sind nur eingedicktes Sekret einer Bindehaut-
entzündung. Erweist sich der Lidrand aber als entzündlich verändert, dann liegt eine Blepharitis oleosa vor. Kleine
weißliche Schüppchen zwischen den Wimpern, oft schwer erkennbar, weisen auf eine Blepharitis squamosa hin.
Wenn sich aber die Krusten trotz der Vorbehandlung mit Salben
oder feuchten Kompressn nicht ablösen lassen, sondern fest an-
haften, eine mehr bräunliche oder braunrote Farbe haben, dann
handelt es sich um eine Blepharitis ulcerosa. Da sieht
man auch gelegentlich um die Ausmündungsstellen einer oder
der anderen Wimper einen Follikulärabszeß und nach der mü-
helosen Entfernung der kranken Wimper sickert ein Tröpfchen
rahmigen Eiters aus der Haartasche. Der Lidrand ist in solchen
Fällen auch mit kleineren oder größeren Geschwüren bedeckt,
innerhalb welcher die Zilien ganz oder teilweise fehlen. Ein
verdickter, leicht wulstiger Lidrand (Tylosis) mit teilweise oder
ganz fehlenden Zilien (Madarosis) ist immer eine Folgeerscheinung einer Blepharitis ulcerosa. Sieht der freie Lidrand wie
mit einem dunkelgrauen oder schwärzlichen Pulver bestaubt
aus, so erkennt man bei genauem Zusehen, nötigenfalls mit
Hilfe einer Lupe, als Ursache dieser Veränderungen das Vorhandensein von Nissen der Filzläuse, die an den Zilien
kleben. Die Tiere selbst sitzen in den Haarbälgen auf dem
Grunde der Zilien. Diese Phthiriasis palpebrarum ist
mit starkem Juckreiz verbunden.

Außer der Blepharitis ulcerosa kommen an den Lidrändern
noch folgende, mit Geschwürsbidung einhergehende Erkrankungen vor: Auf einer geröteten und geschwollenen Stelle des Lidrandes und seiner Umgebung sitzt ein durchscheinendes, spitzes
Bläschen mit zentraler Delle, dessen Inhalt in einigen Tagen eitrig wird. Nach dem Platzen der Pustel entsteht

ein flaches Geschwür mit weißlichem, diphtherieähnlichem Belag. Manchmal kommt es auch zur Nekrose. Nach 1—2 Wochen Heilung unter Hinterlassung einer Narbe und Ausfallen der Zilien an der betroffenen Stelle. Die Lymphdrüse vor dem Ohre kann geschwollen sein: Vakzine-Blepharitis, Lidvaccinola; sie entsteht durch Übertragung des Impfstoffes der Blatternschutzimpfung und kommt sowohl bei den Geimpften als auch bei den mit ihrer Wartung betrauten Personen vor.

Die syphilitische Initialsklerose (Primäraffekt, Ulcus durum, harter Schanker) sitzt gewöhnlich an den Lidrändern, besonders im inneren Augenwinkel und kann über den freien Lidrand auf den Tarsus übergreifen. Aus einem derben, blaurötlichen Infiltrat entsteht ein speckiges, schmutzig grau-gelblich belegtes Geschwür, dessen erhabene Ränder derb elastisch sind. Wegen der Mitbeteiligung der inneren Lidfläche kommt es zu einer Konjunktivitis mit schleimig-eitriger Sekretion. Die regionären Lymphdrüsen sind geschwollen, indolent. Bei hereditärer Lues kann es zu ulzerierenden Papeln am Lidrande kommen, die geschwürig zerfallen und einem Primäraffekt sehr ähnlich sind. Gegenüber einem tuberkulösen Geschwür kommt diagnostisch in Betracht, daß dieses von schlaffen, leicht blutenden Granulationen bedeckt ist und ausgezackte, unterminierte, nicht so harte Ränder hat. Gegenüber Ulcus rodens (Hautkarzinom): für dieses sind derbe, wallartige, höckerige Ränder und Umgebung sowie langsamer Zerfall charakteristisch; auch ist die Lymphdrüse vor dem Ohre nicht geschwollen. Im dritten Stadium der Syphilis kann es auf den Lidrändern zur Entwicklung von Gummen kommen. Diese sind kleine, derbe, entweder ganz indolente oder nur auf Druck schmerzhafte Knötchen von rotbrauner Farbe, glatter glänzender Oberfläche, die unter Abschuppung, Hinterlassung von Narben und Ausfall der Wimpern heilen oder zu Geschwüren zerfallen, die scharfe, steil abfallende, wie ausgestanzte, derb infiltrierte Ränder und einen speckig belegten Grund haben.

Zwischen den Zilien am Lidrande sitzende, perlgraue Bläschen von Senfkorn- bis Kleinerbsengröße sind Lidrandzysten; wenn sie am Unterlide sitzen, so kann man in ihnen eine weißliche, auf dem Grunde der Zyste liegende Schichte beobachten, die aus abgelagerten Gipskristallen besteht.

Auf dem Lidrande und in seiner Umgebung kommen noch

kleine, gelblichweiße oder grauweiße Knötchen vor, die eine zentrale Delle zeigen und aus denen sich auf Druck eine krümelige, sebumähnliche Masse entleert: Mollusca contagiosa. Zum Unterschiede von ihnen haben die Milien eine glatte Oberfläche, halbkugelige Form und einen weißen homogenen breiigen Inhalt.

Blutungen in die Lidhaut. Sie sind entweder Folge eines direkten Traumas der Lider durch stumpfe Gewalt oder mit spitzen, schneidenden Gegenständen oder fortgepflanzt von Fissuren und Frakturen der knöchernen Orbitalwände oder der Basis cranii, endlich von Verletzungen des Zellgewebes der Augenhöhle (z. B. Operationen). Sie stellen ein wichtiges und häufiges Augensymptom bei Schädelbrüchen dar, das gewöhnlich sehr bald nach erfolgter Verletzung, selten 2—3 Tage später auftritt; im letzteren Falle ist die Bruchstelle im hinteren Teil der Orbita gelegen. Blutungen in die Lidhaut sind ferner ein häufiges differentialdiagnostisch wichtiges Symptom bei Quetschungen der Brust- und Bauchhöhle, dann sind sie sehr zahlreich, punktförmig bis stecknadelkopfgroß neben mehr flächenhaften Blutaustritten und nicht nur auf der Lid-, sondern auch auf der Bindehaut, Nasen- und Lippenschleimhaut, der Brust, den Schultern und Armen. Spontane Blutungen beobachtet man bei starkem Husten (Keuchhusten, Emphysem), infolge von starker Arteriosklerose, Erbrechen, epileptischen Krämpfen, Entbindungen, nach Erdrosseln. Es muß mit Nachdruck darauf hingewiesen werden, daß größere Blutaustritte in die Lider sich von der ursprünglichen Entstehungsstelle auf die andere, nicht betroffene Seite ausbreiten können, wobei aber die Haut des Nasenrückens nicht suffundiert erscheint, weil sich hier infolge der strafferen Anheftung der Haut an die Unterlage das Blut in den tiefen Schichten seinen Weg bahnt. Es besteht also scheinbar keine Verbindung zwischen beiden Suffusionen. Diese Kenntnis kann für die Beurteilung und Lokalisation von Traumen sehr wichtig sein.

Petechien, d. h. kleinste, punktförmige, dunkelrote Blutaustritte weisen auf hämorrhagische Diathese hin.

Tränenträufeln. 1. Reflektorisch bei Entzündungen, Reizzuständen der Bindehaut (Fremdkörper), Entzündungen der Hornhaut, der Iris, des Ziliarkörpers, auch der Nasenschleimhaut.

2. Bei Erkrankungen der Tränendrüse (Abtasten der Gegend außen oben am Orbitalrande und unter ihm).

3. Hindernis der Tränenableitung:

a) Abstehen des Lidrandes, Eversion des Tränenpunktes infolge von Narben nach Blepharitis, Ekzem usw., beginnendes Ektropium;

b) Verengerung oder Verschluß der Tränenkanälchen oder des Tränen-Nasen-Kanals (Fluoreszineinträufelung und nachheriges Schnäuzen, Sondierung, Durchspülung);

c) Erkrankungen des Tränensackes;

d) selten angeboren; bei Säuglingen kommt manchmal eine A t r e s i e vor, die eine Folge der noch nicht vollständigen Entwicklung der Tränenableitungswege darstellt, sich durch wiederholtes Ausdrücken des Tränensackes, eventuell durch vorsichtiges Sondieren fast immer beheben läßt.

Ptosis. Die e c h t e P t o s i s ist entweder angeboren, dann meistens beiderseitig, oder sie ist erworben, und zwar

a) durch L ä h m u n g d e s O k u l o m o t o r i u s (Musculus levator palpebrae allein oder kombiniert mit andern Augenmuskeln);

b) durch L ä h m u n g d e s S y m p a t h i k u s als Teilerscheinung des H o r n e r schen S y m p t o m e n k o m p l e x e s: Ptosis, Miosis, Enophthalmus. Bei Mitbeteiligung der Gefäß- und Schweißsekretionsäste besteht auch Rötung und stärkere Erwärmung der betreffenden Gesichtshälfte und reichlichere Schweißabsonderung auf der kranken Seite. Ursachen: Struma, Karies der Wirbelsäule, Aneurysmen, selten Verletzungen. B e i d e r e c h t e n P t o s i s s t e h t d e r o b e r e L i d r a n d w i r k l i c h t i e f e r als normalerweise.

Die f a l s c h e P t o s i s wird vorgetäuscht durch:

1. Herabhängen des oberen Lides infolge Verdickung der Bindehaut bei chronischen Erkrankungen der Konjunktiva, besonders Trachom, oder

2. Tumoren des Lides, der Tränendrüse, Fetthernien (besonders im inneren, oberen Teil der Augenhöhle).

3. B l e p h a r o c h a l a s i s, das ist Verdünnung und feinste Fältelung der ganzen Lidhaut, Erweiterung der kleinen, oberflächlichen Venen, dadurch rötliches Aussehen der Haut. D e r L i d r a n d s t e h t n i c h t t i e f e r, sondern das Lid erscheint kissenartig aufgetrieben, die Haut hängt herab und kann bei He-

bung des Lides nicht mit hinaufgezogen werden, wie bei einer echten Ptosis.

4. **Ptosis adiposa**, das ist Erschlaffung der Lidhaut und der Faszien, die vom oberen Tarsusrande zum Orbitalrande ziehen. Die Deckfalte des Oberlides wird herabgedrängt, hängt als schlaffer Beutel nach abwärts, überragt aber niemals den freien Rand des Oberlides. Auch hier **steht der Lidrand nicht tiefer als normal**.

5. Verwachsungen der oberen Übergangsfalte oder des Tarsus mit dem Augapfel (**Symblepharon**) oder des oberen und unteren Lidrandes (**Ankyloblepharon**) nach Verbrennungen und Geschwüren.

6. **Myxödem**. Die Schwellung der Lider ist blaß, trocken, schuppend, prall elastisch, allmählich fallen die Zilien aus; meistens ist auch die Gesichtshaut betroffen.

Ektropium. Die Diagnose des Ektropiums an sich unterliegt zwar gar keinen Schwierigkeiten, dagegen ist wegen der einzuschlagenden Behandlung die Feststellung der Ursache wichtig. Der leichteste Grad ist die **Eversion des Lidrandes**, speziell in der inneren Hälfte: **Eversion des Tränenpunktes**. Wir unterscheiden beim Ektropium:

Ektropium senile bei alten Leuten durch Erschlaffung des Lides; es kommt **nur am Unterlide** vor. Seine Entstehung wird begünstigt durch die im Alter meistens bestehende chronische Konjunktivitis mit Tränenträufeln und das Abwischen der Tränen, das fehlerhafter Weise gewöhnlich von oben nach unten erfolgt.

Ektropium paralyticum, Lähmung des Orbikularis: nur am untern Lide. Unmöglichkeit, das Lid zu heben, daher kein vollständiger Lidschluß und Lagophthalmus.

Ektropium cicatriceum durch Narbenzug nach Verbrennung, Verätzung, Karies, Phlegmone, Ekzem, Lupus.

Ektropium spasticum hauptsächlich bei Kindern und jugendlichen Personen durch Krampf der Orbikularisfasern und gleichzeitige Abdrängung des Lidrandes infolge entzündlicher Verdickung und Schwellung, besonders bei ekzematöser und skrofulöser Keratokonjunktivitis.

Ektropium posttraumaticum infolge Unterbrechung des Ringmuskels nach senkrechter Durchtrennung des Muskels oder nach Zerstörung der äußern Kommissur.

Ektropium mechanicum bei Exophthalmus, Panophthalmitis.

Entropium. Entropium spasticum oder senile durch krampfhafte Zusammenziehung der Lidportion des Orbikularis bei gleichzeitig vorhandener Schlaffheit der Lidhaut, besonders bei alten Leuten, fast nur am untern Lide, begünstigt durch Bestehen einer chronischen Konjunktivitis, Blepharitis oder bei andern Reizzuständen der Bindehaut oder Hornhaut, z. B. Fremdkörpern.

Entropium cicatriceum durch narbige Verkürzung der Bindehaut: Trachom, Diphtherie, Verbrennungen, Verätzungen, Pemphigus.

Entropium mechanicum bei Verkleinerung des Orbitalinhaltes, Schrumpfung oder Fehlen des Augapfels, Enophthalmus, Schwund des orbitalen Fettgewebes, besonders nach Traumen.

Erkrankungen der Bindehaut.

Von nicht zu unterschätzender Bedeutung für die Diagnose der Bindehauterkrankungen sind die subjektiven Beschwerden: Brennen, Jucken, Fremdkörper- oder Sandgefühl, Lichtscheu, leichte Ermüdbarkeit bei der Nahearbeit, Schläfrigkeitsgefühl, Schwere in den Lidern; besonders bei den chronischen Leiden, die nicht mit schon von außen sichtbaren Symptomen, wie schleimig-eitriger Sekretion, Schwellung der Lider, Rötung der Augapfel-Bindehaut, einhergehen. Es ist daher eine genaue Anamnese aufzunehmen. Hinsichtlich der Ätiologie ist hervorzuheben, daß auch Refraktionsfehler, besonders Hypermetropie, Astigmatismus und Störungen des Augenmuskelgleichgewichtes, ganz ähnliche Störungen hervorrufen können. Es muß daher immer auch eine Sehprüfung und Refraktionsbestimmung angeschlossen werden.

Große Sorgfalt ist auf die genaue Untersuchung der Bindehaut und der Übergangsfalte nach Umstülpung der Lider zu legen, um keinen Fremdkörper zu übersehen, was leicht geschehen kann, wenn sich ein solcher in den Falten des Fornix verbirgt. Die Übergangsfalte wird am besten so zur Er-

scheinung gebracht, daß man hinter das auf gewöhnliche Weise
umgestülpte Oberlid ein Holz-, Elfenbein- oder Glasstäbchen
oder den flachen Griff eines Instrumentes schiebt und mit diesem die Übergangsfalte herabdrängt, während der Patient beständig nach abwärts sehen muß. Man achte auf s a m t a r t i g e
V e r d i c k u n g der Bindehaut des Tarsus, auf Narben, Beläge,
Blutungen. Ein Fibrinbelag auf der Bindehaut, besonders auf
der des Tarsus, ist durchaus kein absolut charakteristisches
Zeichen für Diphtherie, denn er kann auch bei akuten Konjunktivitiden, die durch Gonokokken, Pneumokokken, Koch-
Weeks- oder Influenzabazillen, nach zu festem Touchieren mit
Lapis oder durch andere Verätzungen vorkommen. Man be-
trachte auch das Tränenpünktchen, weil gelegentlich darin
eine Zilie stecken kann, die mit ihrem Ende herausragt und beständig reizt. Ferner muß die S t e l l u n g d e r Z i l i e n genau
untersucht werden. Vor Irrtümern kann man sich auch schützen, wenn man besonders bei einseitigen Katarrhen die T r ä -
n e n w e g e untersucht. Weiters muß hervorgehoben werden,
daß starke subjektive Beschwerden mit geringen Veränderungen der Bindehaut, z. B. leichter samtartiger Verdickung und
geringer Rötung, fast fehlender Sekretion einhergehen können.
In diesen Fällen von C o n j u n c t i v i t i s c h r o n i c a s i c c a
wird auch von seiten der Kranken gar nicht über vermehrte
Sekretion oder Tränenträufeln, sondern im Gegenteile oft über
das Gefühl von Trockenheit in den Lidern oder von Verklebung
der Lider mit dem Augapfel und über gewisse Schwierigkeiten
geklagt, nach dem Schlafe die Lider zu öffnen. Eine nicht genug bekannte Tatsache ist ferner, daß durch das Vorhandensein
von Molluscum contagiosum, kleinen Papillomen, Hauthörnern
am Lidrande einseitige Konjunktivitiden hervorgerufen werden
können, die sogar manchmal zur Follikelbildung führen und jeder Behandlung der Bindehaut hartnäckig trotzen, wogegen die
Entfernung der angeführten Exkreszenzen in kurzer Zeit Heilung bringt. Bindehautentzündungen mit leichter Mazeration
der Lidränder, besonders in den beiden Lidwinkeln, sogenannter C a t a r r h u s a n g u l a r i s, der ein charakteristisches,
durchscheinendes, opalisierendes, fadenziehendes, grau-weißli-
ches Sekret hat, sind durch den Diplobazillus Morax-Axenfeld
verursacht und durch Zinksulfateinträufelungen sehr rasch zu
heilen.

Bei jeder heftigen entzündlichen Veränderung der Binde-

haut achte man darauf, ob nur konjunktivale oder auch ziliare
Injektion besteht. Bei der konjunktivalen Injektion sind die einzelnen lebhaft roten, geschlängelten, baumförmig verästelten
und netzförmig verschlungenen Gefäßchen deutlich zu erkennen, während bei der Ziliarinjektion eine diffuse, blaßrosa- bis
bläulichrote, nicht in Einzelheiten auflösbare Verfärbung besteht, die in der Nähe des Limbus am stärksten ist und gegen
die Peripherie allmählich abnimmt. Jede ziliare Injektion deutet auf eine Erkrankung der Hornhaut,
Iris oder des Ziliarkörpers hin und es muß die Untersuchung auch in dieser Richtung geführt werden. Akute
Entzündungen der Bindehaut mit schleimig-eitriger Sekretion,
starker Rötung und Schwellung, gelegentlich kleinen Blutungen
in der Bindehaut der Lider und des Augapfels sind häufig durch
Pneumokokken oder Koch-Weeks-Bazillen hervorgerufen; bei
Pneumokokken ist Optochin in Lösung oder Salbe (1%), bei
Koch-Weeks-Bazillen Lapistuschierung die beste Behandlung.

Sehr schwierig kann sich die Differentialdiagnose der mit
Körner- und Papillenbildung einhergehenden akuten oder sub-
akuten Entzündungen der Bindehaut gestalten. Es kommen
hier in Betracht die akuten Schwellungskatarrhe
(Pneumokokken-, Influenza-, Koch-Weeks-, Streptokokken-,
Koli-Infektion), die sogenannte Schwimmbadkonjunktivitis, das akute Trachom (bei beiden werden Einschlüsse in den Epithelien gefunden, ihre ursächliche Bedeutung ist jedoch noch nicht ganz einwandfrei) und die Pari-
naudsche Konjunktivitis. Sichergestellt kann die Diagnose nur durch die bakteriologische Untersuchung werden und
bei längerer Beobachtung durch den Verlauf, der bei den akuten
Schwellungskatarrhen und der Schwimmbadkonjunktivitis viel
kürzer ist und zu vollständiger Heilung führt, während bei aku-
tem Trachom, das übrigens als solches sehr selten ist und wahrscheinlich immer auf einer Misch- oder einer Superinfektion beruht, nach Abklingen der Bindehautschwellung die Körner und
die papilläre Verdickung deutlicher in Erscheinung treten. Die
Parinaud-Konjunktivitis zeigt neben den Körnern auch Geschwüre
in der Bindehaut, verläuft unter Fieber und ist mit Schwellung
der submaxillären und präaurikulären Lymphdrüsen verbunden.
Die Differentialdiagnose zwischen chronischem Trachom, das
fast ohne subjektive Beschwerden und Sekretion verläuft, wenn
keine Komplikationen vorhanden sind, und der Follikulose

besteht darin, daß bei Follikulose die sehr trachomähnlichen
Körner in einer vollständig normalen, blassen Bindehaut eingebettet sind; sonst sind sie wie bei Trachom ungleich groß, grau oder weißlichgrau durchscheinend, durch
Druck zwischen den Fingernägeln oder mit Instrumenten leicht
ausquetschbar. Dabei können die Körner an allen Stellen des
Bindehautsackes und in der halbmondförmigen Falte liegen,
manchmal zu sulzigen Massen zusammenbacken. Niemals aber
kommt es zu Veränderungen auf der Hornhaut oder zur Narbenbildung mit ihren Folgeerscheinungen. — Pannus, kahnförmige
Verkrümmung des Tarsus, Trichiasis, Narben auf der Conjunctiva tarsi und in den Übergangsfalten oder sulzige Verdickung
des Tarsus sind sichere Zeichen von Trachom. Das Vorhandensein von Körnern allein ist jedoch für
Trachom gar nicht beweisend.

Von der Follikulose scharf zu trennen ist die Conjunctivitis follicularis. Bei ihr sind die Follikel fast gleich
groß, springen deutlich aus der normalen Bindehaut hervor,
haben eine gelbliche oder rötlichgelbe Farbe, sind hart, lassen
sich daher auch nicht oder nur schwer zwischen den Fingernägeln oder durch Instrumente ausquetschen. Sie sind auch gewöhnlich nicht so zahlreich vorhanden.

Zur Körnerbildung kann es auch nach lange
fortgesetzten Atropin- oder Eserineinträufe-
lungen kommen. Nach Elschnig sollen sich übrigens diese
Katarrhe vermeiden lassen, wenn man die Medikamente nicht
in Lösungen, sondern in Salbenform anwendet.

Der Frühjahrskatarrh kann bei oberflächlicher
Untersuchung zu Verwechselungen mit Narben-Trachom oder
Verätzungsnarben führen; er unterscheidet sich aber von diesen
durch den zarten, gleichmäßigen, diffusen, bläulichgrauen Farbenton, der über der Conjunctiva tarsi wie eine dünne Schichte
Milch ausgebreitet ist; die papillenartigen Wucherungen sind
abgeplattet, hart, pflastersteinartig nebeneinander angeordnet.
Die seltenen Limbuswucherungen haben ein höckeriges,
gelblichweißes oder graurötliches, gallertiges Aussehen, sind
gefäßarm, hart, ihre Oberfläche ist glänzend, ihr kornealer Rand
steil abfallend, der auf der Bindehaut gelegene dagegen flach
absteigend, was gegenüber einem Limbuskarzinom
hervorzuheben ist, dessen Oberfläche mehr matt, wie aufge-
rauht, dessen Konsistenz weicher, dessen Farbe mehr grau ist,

von weißen Stellen (verhorntem Epithel) unterbrochen, auch sind mehr und größere Gefäße in der Geschwulst sichtbar. Es kann auch die ganze Hornhaut überziehen.

Akute Reizzustände der Bindehaut, die plötzlich auftreten, mit starker Lichtscheu, Tränenfluß und heftigen Schmerzen einhergehen, sind die Schneeblindheit, die elektrische Ophthalmie nach intensiver Einwirkung ultravioletter Strahlen bei Kurzschluß, autogenem Schweißen, ferner Berufserkrankungen in Kunstseiden- und Zuckerfabriken, die durch Schwefelwasserstoffdämpfe entstehen. In allen diesen Fällen ist die Ursache der starken subjektiven Beschwerden eine oberflächliche Erkrankung des Hornhautepithels.

Bei akuten eitrigen Entzündungen der Bindehaut der Neugeborenen kommt differentialdiagnostisch die Conjunctivitis gonorrhoica und die Einschlußblennorrhöe in Frage. Maßgebend ist der Sekretbefund (Gonokokken, Einschlüsse), ferner die Zeit des Beginnes. Die Blennorrhöe der Neugeborenen tritt in der Regel am dritten, die Einschlußblennorrhöe frühestens am 6. bis 7. Tage auf.

Differentialdiagnose der Bindehautbeläge:

Croupöse	Beläge:	Grauweiße Membran, ziemlich fest auf der Unterlage haftend, stark geröteter und geschwollener Grund, stellenweise leicht blutend, aber kein größer Substanzverlust.
Diphtheritische		Graugelbliche Membran mit matter Oberfläche und einzelnen schmutzigroten Einsprenkelungen, hart, auf der Unterlage fest haftend. Nach dem Abziehen blutender Substanzverlust.

Verätzungsschorfe. Gefäßlos, grau oder weiß, manchmal mit bräunlichen Flecken, fest haftend, sind gewöhnlich in der unteren Übergangsfalte und am untern Lide stärker ausgesprochen, am obern Lide am stärksten im Sulcus subtarsalis.

Bindehautnarben: Zarte weißliche, strichförmige oder fleckige, sehnig glänzende Verfärbung der Bindehaut, mit glatter Oberfläche. Bei altem Trachom netzförmig mit eingestreuten roten Inseln. Die umgebende Bindehaut blaß, dünn, glatt.

Ödem der Augapfelbindehaut. Entzündliches Ödem ist eine glasige, blasse oder schwach rötliche Schwellung, gewöhnlich am stärksten im Bereiche der Lidspalte, weil hier der Druck der Lider wegfällt; es kann sich da zu schwappenden Wülsten steigern. Es begleitet die verschiedenen Entzündungen der Lider (Hordeolum, Erysipel), des knöchernen Orbitalrandes (Periostitis), des Tränensackes, der Bindehaut (akute, gonorrhoische Konjunktivitis), der Hornhaut, der Iris, des Bulbusinnern (Panophthalmitis), der Tenonschen Kapsel, des orbitalen Zellgewebes. Künstliches Ödem wird durch Dionin hervorgerufen. Entzündliches Ödem, mit Infiltration verbunden (C h e m o s i s) tritt als praller Wulst um die Hornhaut auf, mit steil gegen diese abfallenden, ja sogar über den Hornhautrand hängenden Rändern, unter denen sich Geschwüre entwickeln können.

Geschwüre der Bindehaut. 1. Bei T u b e r k u l o s e: Von grauroten Granulationen bedeckt oder speckiger, gelblichroter Grund, in der Umgebung oft kleine graue Knötchen oder papilläre, selbst hahnenkammähnliche Wucherungen; keine Heilungstendenz.

2. C o n j u n c t i v i t i s e k z e m a t o s a u n d p u s t u l o s a, entstanden aus den typischen Effloreszenzen, leicht zu erkennen.

3. Als I m p f p u s t e l am Lidrande, meistens gleichzeitig mit Lidrandvakzine: gelbes, stark belegtes Geschwür mit Schwellung der Lymphdrüse vor dem Ohre.

4. Bei D i p h t h e r i e, V e r b r e n n u n g e n, V e r ä t z u ng e n: Grauer, fest haftender Belag, leicht blutende Unterlage.

5. S y p h i l i s: Die Geschwüre gehen meistens vom Lidrande aus und sind Initialsklerosen. Äußerst selten auf der Augapfelbindehaut.

6. Defekte am Tarsus, aus denen rote Granulationen hervorgehen, sind nach innen durchgebrochene Chalazien.

Verletzungen der Bindehaut.

Bei Verletzungen der Bindehaut ist es differentialdiagnostisch von größter Wichtigkeit festzustellen, ob die Wunde auf die Bindehaut beschränkt ist oder auch auf die darunter liegende Lederhaut übergreift. Verletzungen der Bindehaut allein sind verhältnismäßig selten.

Bei frischen Verletzungen wird vor allem der intraokuläre Druck einen Aufschluß geben: wenn er herabgesetzt ist, spricht dies für eine Durchtrennung der Sklera, man sieht dann auf dem Grunde der gewöhnlich klaffenden Bindehautwunde zwischen den skleralen Wundlippen die dunkle Aderhaut durch. Ist auch die Aderhaut verletzt, dann ragt fast immer aus der Wunde Glaskörper hervor und der Druck ist deutlich und hochgradig vermindert. Für das weitere Schicksal des Auges ist es von großer Wichtigkeit, ob im Auge ein Fremdkörper vorhanden ist oder nicht. Diesbezüglich kommt in erster Linie der Hergang der Verletzung in Betracht, wobei ausdrücklich hervorgehoben sein mag, daß z. B. bei Holz- und Steinschlägern der abspringende Fremdkörper sehr oft nicht ein Holz- oder ein Stein-, sondern ein Eisensplitter ist. Zur genauen Feststellung eines Fremdkörpers im Auge ist, bei durchsichtiger Linse die genaue Augenspiegeluntersuchung nach Erweiterung der Pupille unerläßlich; wenn durch sie kein Fremdkörper gefunden wurde oder wegen Trübungen der Medien (Hornhaut, Linse, Glaskörper) ein Einblick ins Augeninnere unmöglich ist, dann muß die Röntgendurchleuchtung und Röntgenphotographie (wofür verschiedene Verfahren angegeben wurden) und die Magnetuntersuchung zur Diagnose herbeigezogen werden. Endlich kann die Funktionsprüfung des Auges (Sehschärfe, Gesichtsfeld, Lichtempfindung, Projektion) Anhaltspunkte für Verletzung auch der tiefen Teile des Augapfels geben. Dies sind aber alles Untersuchungen, die schon in das Gebiet eines gut eingerichteten und ausgebildeten Facharztes oder einer Augenheilanstalt gehören.

Eine nicht unbedenkliche Verletzung der Bindehaut erfolgt durch Hineingelangen von Splittern beim Spitzen von Tinten- (Kopier-) Stiften, oder bei Abbrechen ihrer Spitze. Sie ist an der blauen oder violetten Farbe leicht kenntlich; sie kann bei nicht rascher Entfernung der Teilchen durch Ausspülung des Bindehautsackes mit 5—10%iger Tanninlösung durch die in die Tiefe gehende colliquative Ätzwirkung des basischen Farbstoffes bedrohliche Dimensionen annehmen.

Bindehaut- und Lederhautverletzungen hinterlassen weiße Narben, sind daher gar nicht oder sehr schwer erkennbar, besonders wenn sie eine geringe Ausdehnung haben. Nach perforierenden Verletzungen sind die Narben schiefergrau, oft eingezogen, die Bindehaut darüber nicht verschieblich; in der Tiefe des Augapfels sind meistens Komplikationen vorhanden, die einen Rückschluß erlauben (von der Narbe ausgehende Glaskörperstränge). Sie unterscheiden sich von den als schiefergraue Flecke erscheinenden Skleralnarben nach Episkleritis und Skleritis schon durch ihre lineare, winkelige oder (nach Skleralrupturen) gebogene Form.

Alte Narben nach perforierenden Verletzungen in der Nähe des Hornhautrandes hinterlassen oft filtrierende, fistelnde Stellen unter der darüber verheilten Bindehaut, die sich durch sogenannte S i c k e r k i s s e n oder z y s t o i d e V e r n a r b u n g offenbaren; es sind dies glashelle, bläschenartige Vorwölbungen der Bindehaut über der Narbe.

Erkrankungen der Hornhaut.

Durch die systematische Untersuchung der Hornhaut lassen sich die meisten diagnostischen Irrtümer auch von dem nicht spezialistisch Ausgebildeten vermeiden. Man mache es sich zur Regel, bei der Untersuchung der Hornhaut die Lider mit dem gespreizten Daumen und dem Zeige- oder Mittelfinger einer Hand auseinanderzuhalten und einem mit der anderen Hand in ungefähr 25 Zentimetern vor dem Auge nach allen Seiten bewegten Gegenstande, z. B. einem Bleistifte, nachblicken zu lassen. Geringfügige Schädigungen in dem Epithelüberzug der Hornhaut oder kleinste Fremdkörper wird man erst deutlich sehen, wenn die Tränenschichte auf der Hornhautoberfläche verdunstet ist, das Auge also kurze Zeit offen gehalten und der Lidschluß verhindert wurde.

Charakteristische Zeichen einer jeden f r i s c h e n H o r n h a u t e n t z ü n d u n g sind:

1. die ziliare Injektion (diffuse, bläulichrote perikorneale Verfärbung);

2. die Mattigkeit der Oberfläche, entweder umschrieben oder diffus; sie läßt sich im Spiegelbilde des Fensterkreuzes leicht an der Unschärfe der Konturen des Kreuzes erkennen;

3. die Trübung der Hornhaut; diese kann rein grau, gelblichgrau oder gelblichweiß sein und löst sich unter der Lupe,

wenn sie zart ist, in einzelne Fleckchen und Striche auf; wenn sie aber dicht ist, sind diese Details nur an den Rändern zu erkennen;

4. die bei jeder stärkeren entzündlichen Infiltration der Hornhaut vorhandene Mitbeteiligung der Iris, die das Bild einer einfachen Hyperämie (leichte grünliche Verfärbung des Irisgewebes und Verengerung der Pupille mit etwas herabgesetzter Reaktion) bis zur entwickelten Entzündung der Iris darbieten kann.

H o r n h a u t i n f i l t r a t: Oberfläche matt, Ebenheit nicht verändert oder geringe Vorwölbung. Der Sitz des Infiltrates in den oberflächlichen oder tiefen Schichten ist leicht zu erkennen, wenn Gefäße zu ihm hinziehen. Die oberflächlichen Gefäße sind baumförmig verästelt, über den Hornhautrand in die Bindehaut zu verfolgen und hellrot; die tiefen Gefäße verlaufen meistens radiär, sind besenreiserartig verzweigt, liegen dicht nebeneinander, hören plötzlich am Limbus auf und sind dunkelrot, undeutlich und oft durch eine graue Schichte durchzusehen.

H o r n h a u t g e s c h w ü r: Oberfläche matt, vertieft (Substanzverlust). Einige typische Formen von Hornhautgeschwüren sind: Das U l c u s s e r p e n s: Scheibenform, zentrale Lage, infiltrierter Rand, Hypopyon auch bei ganz kleinen Geschwürchen, Iritis. Das r a n d s t ä n d i g e k a t a r r h a l i s c h e G e s c h w ü r bei gleichzeitiger akuter Konjunktivitis: sichelförmig, vom Hornhautrande durch eine klare, durchsichtige Zone getrennt. H o r n h a u t g e s c h w ü r m i t V o r f a l l d e r I r i s ist kenntlich an der Verziehung der Pupille zum Geschwür, Hinziehen der Iris und Aufhebung der Vorderkammer im Bereiche des Geschwürs.

H o r n h a u t n a r b e: Farbe bläulichgrau bis weiß, je nach der Dichte. Oberfläche glänzend, je nachdem sie aus einem Infiltrat oder einem Geschwür hervorgegangen ist, ist sie mehr oder weniger uneben (sehr leicht zu erkennen am Spiegelbilde des Fensters oder Fensterkreuzes auf der Hornhaut, das nicht aus geraden, sondern verbogenen Konturen besteht) oder an umschriebener Stelle vertieft (Furche, Delle); ist die Narbe ausgedehnt und verdünnt, so kann eine buckelförmige Vorwölbung bestehen. Alte Narben, die aus der Kindheit herrühren, zeigen durchsichtige A u f h e l l u n g s s t r e i f e n. Hornhautnarben, die bis an den Rand der Hornhaut reichen und dadurch die typi-

sche runde oder leichtovale Form der normalen Hornhaut an
einer oder mehreren Stellen abschrägen, deuten auf eine über-
standene sklerosierende Keratitis hin. Zungenförmige,
meistens radiär gestellte, etwas vertiefte Hornhautnarben bleiben nach Keratitis fascicularis (Gefäßbändchen, einer
Form der skrofulösen, ekzematösen Hornhautentzündung) zurück. Hornhautnarben mit Iriseinheilung zeigen
die charakteristische Verziehung der Pupille nach der Narbe zu,
Hinziehen der Iris in die Narbe und Aufhebung der Vorderkammer im Bereiche der Narbe.

Zwischen den folgenden Formen von Hornhautentzündung
können leicht Verwechselungen vorkommen: Keratitis e
lagophthalmo, Keratitis neuroparalytica, Keratomalazie. Gemeinschaftliche Zeichen sind die Trockenheit der Hornhaut und die im Verhältnis zur Schwere des Krankheitsbildes geringfügigen Reizerscheinungen (Tränenträufeln,
Schmerzen, Lichtscheu.) Der Unterschied besteht darin, daß bei
der Keratitis e lagophthalmo die Eintrocknung nur Folge des
mangelhaften Lidschlusses ist, daher sich ausschließlich auf
die im Lidspaltenbezirk liegenden Teile der Hornhaut beschränkt und durch künstlichen Verschluß der Lidspalte beseitigt werden kann. Bei der Keratitis neuroparalytica fehlt die
Tränensekretion ganz oder teilweise, sie führt rasch zur Abstoßung des Epithels und ist mit Trigeminuslähmung verbunden,
was ja leicht zu erkennen ist. Die Keratomalazie wird fast nur
bei schlecht ernährten Kindern beobachtet, sie beginnt in der
Mitte der Hornhaut; die Trockenheit der Hornhaut beruht darauf, daß die Tränenflüssigkeit auf dem verfetteten Epithel nicht
haftet, daher auch durch Verbinden nicht zu beseitigen ist.

Diffuse Mattigkeit der Hornhaut kommt vor:

1. Bei einer über die ganze oder den größten Teil der Hornhaut sich erstreckenden Entzündung, die immer in den tiefen
Schichten liegt und meistens mit tiefer Gefäßentwicklung einhergeht: Keratitis parenchymatosa sive inter-
stitialis.

2. Bei Iridocyclitis, Iritis acuta: starke grün-
liche Verfärbung der Iris, Trübung des Kammerwassers, enge
Pupille, fehlende Lichtreaktion, Schmerzen im und um das
Auge. Besserung auf Mydriatika, Schwitzen, Injektionen von
Milch und Milchpräparaten (z. B. Protinal), Typhusvaccine,
Abführmittel.

3. Bei G l a u k o m: weite, starre Pupille, grünlichgrauer Reflex aus der Tiefe, e r h ö h t e r Druck, Unempfindlichkeit der Hornhaut, hochgradige Herabsetzung des Sehvermögens bis zur Erblindung, starke, nach dem Kopfe ausstrahlende Schmerzen, Übelkeit, Erbrechen, meistens Besserung auf Miotika.

4. Bei V e r ä t z u n g e n der Hornhaut. Hier sieht man aber deutlich, daß im Bereiche der Trübung das Epithel abgestoßen ist, die Oberfläche sieht trocken, wie mit Fett überzogen aus, die Trübung hat eine graue, bei tiefgehenden Verätzungen weißliche bis porzellanweiße Farbe und ist ganz unempfindlich. Die Verätzung kann oft zunächst nur ganz oberflächlich sein, greift aber dann allmählich in die Tiefe und kann sich bis zur vollständigen Nekrose der Hornhaut steigern. Daher immer Vorsicht in der Prognose.

Von den entzündlichen Erkrankungen der Hornhaut sind die chronischen Ernährungsstörungen des Hornhautgewebes, die D y s t r o p h i e n, strenge zu unterscheiden. Auch sie gehen mit einer Trübung und manchmal auch Mattigkeit der Hornhaut einher, doch ist differentialdiagnostisch wichtig

1. das Fehlen von Ziliarinjektion, von Schmerzen, von Lichtscheu,

2. die allmähliche langsame Verschlechterung des Sehvermögens, während bei einer Entzündung nach Überschreiten des Höhepunktes eine Besserung eintritt;

3. der anatomische Befund besteht nicht in einer Einwanderung von Leukozyten, sondern in degenerativen Veränderungen im Gewebe und wahrscheinlich auch in den Nerven der Hornhaut. Bei einigen Dystrophien, z. B. der Dystrophia epithelialis corneae, kann die Hornhaut durch Erkrankung des Epithels ebenfalls matt sein, aber die oben erwähnten Unterscheidungszeichen schützen vor einer Verwechslung. Hier ist die Trübung am dichtesten im Zentrum. Gegenüber der glaukomatösen Hornhauttrübung kommt in Betracht das Fehlen aller sonstigen Glaukomzeichen außer der Unempfindlichkeit der Hornhaut, sowie die völlige Beschwerdefreiheit der Kranken, die nur über langsam zunehmende Verschlechterung des Sehvermögens klagen. Dasselbe gilt für eine seltene gewerbliche Hornhauterkrankung, die graugrünliche N i t r o n a p h t a l i n t r ü b u n g, die bei Arbeitern in Anilin- und Sprengstoff-Fabriken sowie Färbereien beobachtet wurde. Sie verschwindet von selbst, wenn der Beruf aufgegeben wird.

Farbenveränderungen der Hornhaut.

Bleiinkrustationen: Dichte, rein weiße Flecke in Hornhautnarben. Entsteht durch Anwendung von Bleiwasserumschlägen bei Vorhandensein von Hornhautgeschwüren.

Anilinschwarztrübung: Sepiabraune Verfärbung der Horn- und Bindehaut, hauptsächlich im Lidspaltenbereiche durch Anilinschwarzdämpfe in Färbereien.

Chromtrübung: Rotgelbe, bandförmige Trübung im Lidspaltenbereiche durch Chromdämpfe.

Argyrose: Zarte bräunliche Trübung, ebenfalls Berufserkrankung.

Blutfärbung der Hornhaut: Dichte, undurchsichtige, kaffee- bis schokoladebraune, später grünlichbraune Trübung durch Imbibition des Hornhautgewebes mit Blutfarbstoff nach lange bestehendem Hyphaema, allmähliche Aufhellung vom Rande her.

Hämosiderinablagerung: In alten Hornhautnarben als gelbliche bis gelbbräunliche diffuse Verfärbung.

Hyalindegeneration: In alten, dichten Narben und Staphylomen der Hornhaut vorhandene zitronen- oder goldgelbe Flecke; sie sind nur ein Vorläufer einer spontanen Nekrose mit Abstoßung der abgestorbenen Teile des Narbengewebes.

Tintenstiftverletzung: Blaue oder violette, unscharf begrenzte Flecke, meistens auch gleichzeitig in der Bindehaut.

Schließlich können künstlich durch Tätowierung der Hornhaut mit Tusche, Silber-, Gold-, Platinsalzlösungen dunkelbraune bis schwarze Verfärbungen der Hornhaut zustande kommen.

Verletzungen der Hornhaut.

Ohne Kontinuitätstrennung: Sie sind die Folge von Prellung oder Quetschung der Hornhaut oder des Augapfels durch stumpfe Gegenstände, die nicht mit allzu großer Gewalt das Auge treffen. Bei sehr großer Rasanz, z. B. Explosion, kommt es auch bei stumpfer Gewalteinwirkung zur Gewebszerreißung. Diese Wunden haben im Gegensatze zu jenen durch schneidende, scharfe Instrumente unregelmäßige, gequetschte z. T. aufgestellte oder eingerollte Ränder, die durch Imbibition mit Kammerwasser und Tränenflüssigkeit aufquellen, sich grau verfärben und meistens auch klaffen.

Eine andere Form sind die durch Kontusion entstandenen grauen tiefliegenden Trübungen; sie setzen sich aus feinen Streifen zusammen, verschwinden gewöhnlich ziemlich rasch, bei längerem Bestehenbleiben nehmen sie eine Ringform an. Dichte, bläulichweiße, die ganze Hornhautfläche einnehmende Trübungen kommen als Geburtsverletzungen durch den Druck der Zangenlöffel zustande; auch sie verschwinden vollständig.

Mit Kontinuitätstrennung: Von den oberflächlichen Verletzungen der Hornhaut ist die Erosion oft schwer zu erkennen. Einerseits ist durch die Tränenflüssigkeitsschichte der Defekt der Hornhautoberfläche ausgefüllt und unsichtbar, andererseits wuchert das Epithel von den Seiten der Abschürfung rasch über den Substanzverlust, so daß er sehr bald nicht mehr sichtbar ist, die Beschwerden aber noch fortbestehen können. Wie schon auf Seite 25 angegeben wurde, muß daher durch Offenhalten des Auges die Flüssigkeit zum Verdunsten gebracht werden, worauf die matte, unebene Stelle deutlich erscheint. Noch besser tritt sie nach Fluoreszineinträufelung als leuchtender gelblichgrüner Fleck in Erscheinung. Die Erosionen der Hornhaut haben aber noch eine für den Kranken sehr unangenehme und schmerzhafte Eigenschaft, nämlich das spontane Rezidivieren, das nach wochen-, selbst monatelangem Wohlbefinden ganz plötzlich und charakteristischerweise fast immer nach dem Erwachen aus dem Schlafe auftritt. Es beruht auf einer zu lockeren Anheftung des regenerierten Epithels auf der Unterlage (Disjunktion), so daß es durch das rasche Öffnen der Lider beim Aufwachen wieder abgelöst wird. Wenn die Kranken nicht sehr bald den Arzt aufsuchen, ist die wunde Stelle wieder von Epithel überzogen und es ist nichts mehr zu sehen, höchstens eine unebene, manchmal blasig vorgewölbte, aber glänzende Stelle an dem Orte der Erosion. Wischt man aber mit einem feuchten Wattatupfer ohne besondere Gewalt über die unempfindlich gemachte Hornhaut, so kann man sofort wieder das Epithel, und zwar gewöhnlich in größerem Umfange, als ihn die ursprüngliche Erosion hatte, in Fetzen abheben, ein Vorgang, der nicht nur diagnostisch, sondern auch therapeutisch in Betracht kommt.

Diagnostische Schwierigkeiten können ferner ganz kleine

punkt- oder strichförmige Hornhautwunden bereiten, bei denen
die Frage zu beantworten ist, ob sie die ganze Hornhautdicke
durchsetzen. In ganz frischen Fällen ist die Entscheidung leicht;
die Kammer ist seicht oder ganz aufgehoben, der Druck herabgesetzt; Vorfall oder Anlagerung der Iris ist natürlich auch für
Perforation entscheidend. Es können auch traumatische Trübungen der Linse vorhanden sein, wenn der verletzende Gegenstand oder der eingedrungene Fremdkörper die Linsenkapsel
eröffnet und das einströmende Kammerwasser die Linsenfasern
zum Quellen gebracht hat. — Narben nach perforierenden Verletzungen, die nicht mit Komplikationen von seiten der Iris
oder Linse verbunden sind, entgehen, wenn sie klein sind, sehr
leicht der Beobachtung, besonders dann, wenn sie außerhalb des
Pupillenbereiches liegen. Es muß immer die Pupille erwei-
tert werden, weil sie sich dann gegen den schwarzen Hintergrund deutlicher abheben.

Glattrandige Wunden der Hornhaut nach Verletzungen mit
schneidenden Instrumenten schließen sich sehr bald durch Ver-
kleben der Wundränder, wenn nicht zwischen die Wundlippen
Iris, Linse oder Glaskörper vorgefallen und eingeklemmt sind.
Diese müssen natürlich möglichst bald entfernt werden; bei
Irisanlagerung oder Iriseinklemmung kann man durch maxi-
male Erweiterung der Pupille (nach Kokainisierung Einlegen
eines Körnchens trockenen Atropins in den Bindehautsack und
Kompression des Tränensackes mit einem Tupfer, nach 5 Minuten Schneuzen zur Vermeidung einer Atropinvergiftung; oder
subkonjunktivale Injektion von 0.1—0.2 ccm einer Adrenalinlösung 1 : 1000 in eine gefäßlose Stelle in der Nähe des Limbus)
manchmal die Iris aus der Wunde befreien. Rißwunden mit unregelmäßigen Wundrändern oder Lappenwunden klaffen dagegen, die Wundränder quellen auf; in solchen Fällen kann der
Augenarzt die Hornhautnaht mit sehr feinen Nadeln und dünner Seide oder Frauenhaar versuchen oder die Wunde durch
einen Bindehautlappen decken.

Wichtig, weil für das Schicksal des Auges von großer Bedeutung, ist die Feststellung, ob im Auge ein Fremdkörper vorhanden ist oder nicht. Hier kommt es auch darauf
an, welche chemische Natur der Fremdkörper hat (Metall, Glas,
Stein, Holz), denn davon hängt nicht nur die Möglichkeit seines
Nachweises mittels Magnetes und Röntgenstrahlen, sondern
auch seiner Entfernung aus dem Auge ab, und schließlich die

Gefahren seines weiteren Verbleibens im Bulbus. Sind die Medien klar, dann kann es manchmal bei günstiger Lage gelingen, den Fremdkörper zu sehen. Wenn aber Trübungen den Einblick verwehren, dann muß mit Hilfe der Röntgenstrahlen oder des Magnetes versucht werden, seine Anwesenheit festzustellen. Durch langes Verweilen eines Eisensplitters im Augeninnern kommt es zur Verrostung: S i d e r o s i s (vergleiche Seite 36). Kupfersplitter, die lange Zeit im Bulbus verweilen, verursachen die C h a l k o s i s, die sich durch eine sonnenblumenartige, in den vorderen Rindenschichten gelegene, in Regenbogenfarben schillernde S c h e i n trübung äußert, die nur im auffallenden, nicht aber im durchfallenden Lichte sichtbar ist.

Selten führen Verletzungen, die durch Einwirkung einer stumpfen Gewalt entstehen, zur Z e r r e i ß u n g d e r H o r n h a u t.

Erkrankungen der Lederhaut.

Bei den entzündlichen Erkrankungen der Lederhaut ist ihr oberflächlicher oder tiefer Sitz zu unterscheiden. Die oberflächliche Form, E p i s k l e r i t i s, tritt entweder als mehr oder weniger diffuse Rötung und ödematöse Schwellung der Bindehaut und des episkleralen lockeren Bindegewebes auf oder als knotenförmiger, vorgewölbter, düster- bis bläulichroter derber Herd, der unverschieblich und auf Druck gewöhnlich schmerzhaft ist. Die Bindehaut darüber ist verschieblich. Nur die Knotenform kann dauernde schiefergraue, fleckige, etwas eingesunkene Narben hinterlassen. Die t i e f e S k l e r i t i s kommt entweder in Form bläulichroter, aber nicht so deutlich erhabener und abgegrenzter Knoten vor, öfter jedoch als diffuse Erkrankung. Im Verlaufe werden die befallenen Teile blaßviolett, porzellanartig durchscheinend. Immer bleiben dunkel gefärbte Narben zurück, die sich infolge der Verdünnung in geringerem oder stärkerem Grade buckelförmig vorbauchen können. Diese S k l e r a l e k t a s i e n liegen meistens in der Nachbarschaft des Limbus (Z i l i a r-, I n t e r k a l a r s t a p h y l o m). Ein wichtiger Unterschied zwischen Episkleritis und Skleritis besteht darin, daß sich die Skleritis auf benachbarte Teile (Hornhaut, Aderhaut, Iris, Ziliarkörper) ausbreiten und zu schweren Komplikationen führen kann. N i e m a l s z e r f a l l e n a b e r d i e s k l e r i t i s c h e n K n o t e n.

Eine äußerst seltene, aber sehr schwere, fast immer zum Untergang des Auges führende tiefe Skleritis ist die nach ihrem klinischen Aussehen sogenannte s u l z i g e S k l e r i t i s.

G e s c h w ü r e d e r L e d e r h a u t sind sehr selten; sie kommen vor nach Infektion von Verletzungen oder durch Zerfall von tuberkulösen, syphilitischen, leprösen Neubildungen.

Verletzungen der Lederhaut.

1. I n d i r e k t e V e r l e t z u n g e n: Durch Einwirkung einer stumpfen Gewalt (Schlag, Kuhhornstoß, Anfliegen eines großen Fremdkörpers, wie eines Steines, Balles usw.) kommt es zur R u p t u r d e r S k l e r a. Diese findet fast immer innen, innen oben oder oben, ungefähr 3—4 Millimeter vom Hornhautrande entfernt und mit diesem konzentrisch statt, ist gewöhnlich 1—2 Zentimeter lang und immer mit einem Scheinkolobom der Iris (d. h. keinem Defekt, sondern einer Herausdrängung des der Skleralwunde entsprechenden Irissektors durch das herausstürzende Kammerwasser) verbunden; selten wird die ganze Iris vom Ziliaransatz abgelöst: A n i r i d i a t r a u m a t i c a. Meistens wird auch die Linse durch die Gewalt aus dem Auge herausgeschleudert; ist, was sehr selten vorkommt, die Bindehaut über der Lederhautwunde unversehrt, dann kann sie unter ihr stecken bleiben und ist an ihrer Form und gelblichen Farbe sehr leicht als solche zu erkennen (s u b k o n j u n k t i v a l e L i n s e n l u x a t i o n). Wenn sich auch das Auge nach einer Skleralruptur wieder ganz erholt und sogar eine leidliche Sehschärfe erhalten kann, besteht doch die Gefahr einer sympathischen Ophthalmie wegen der Lage der Wunde im oder in nächster Umgebung des Ziliarkörpers.

Ä q u a t o r i a l e S k l e r a l r i s s e sind äußerst selten.

Eine dritte Art von Zerreißungen der Lederhaut sind die viel kleineren R u p t u r e n d e r K o r n e o s k l e r a l g r e n z e, die immer mit Irisprolaps verbunden sind. Die Linse bleibt an Ort und Stelle. Sie sind viel weniger gefährlich, vor allem, weil der Ziliarkörper nicht gelitten hat.

2. D i r e k t e V e r l e t z u n g e n durch schneidende und stechende Instrumente oder kleinere stumpfe Fremdkörper (z. B. Schrotkörner), die mit großer Gewalt gegen das Auge anfliegen. Sie sind immer mit Komplikationen in den innern

Augenhäuten verbunden, auch besteht die Gefahr einer Infektion mit anschließender Pan- oder Endophthalmitis.

Erkrankungen der Iris und des Ziliarkörpers.

Während eine a k u t e I r i t i s schon durch die ziliare Injektion, Verfärbung der Iris und Verengerung der Pupille leicht zu erkennen ist, gibt es c h r o n i s c h e I r i t i d e n, die den Kranken erst wegen der damit verbundenen allmählichen Herabsetzung des Sehvermögens zum Ärzte führen. Sonst bestehen gar keine subjektiven Beschwerden. Bei der Untersuchung findet man das Auge reizlos, keine Lichtscheu, die Pupille eng, auf Licht nur sehr wenig oder gar nicht reagierend, ihre Form manchmal unregelmäßig entrundet, wie ausgezackt, oder der Pupillarrand von einem feinen grauen oder bräunlichen Saume eingefaßt. Die Farbe der Iris ist gewöhnlich grau, die Struktur verwaschen, atrophisch. Um den Grad der Verwachsungen der Iris mit der vorderen Linsenkapsel festzustellen, muß die Erweiterung der Pupille versucht werden, und zwar zunächst mit Atropin; die größtmögliche Pupillenerweiterung erzielt man durch Kokainisierung und nachheriges Einlegen eines Körnchens trockenen Atropins in den Bindehautsack, (die Tränensackgegend muß mit einem Tupfer komprimiert und der Kopf nach vorwärts geneigt werden, nach einigen Minuten läßt man schneuzen, um die atropinhältigen Tränen zu entfernen und einer Vergiftung vorzubeugen) oder durch subkonjunktivale Injektion von 1—2 Teilstrichen einer Adrenalinlösung 1 : 1000, die an einer gefäßfreien Stelle der Augapfelbindehaut in der Nähe der Hornhaut ausgeführt wird.

Diagnostische Schwierigkeiten kann dem Ungeübten die Unterscheidung von P r ä z i p i t a t e n und Fremdkörpern oder kleinen Infiltraten in der Hornhaut machen. Durch Aufstreuen eines indifferenten, feinen Pulvers (Mehl, Talcum, Lycopodium) auf die Hornhaut hat man ein sehr geeignetes Vergleichsobjekt zur Beurteilung der Tiefe des Sitzes der Trübung. Außerdem sind die Präzipitate meistens viel schärfer konturiert und von viel ungleicherer Größe als die Hornhautfleckchen, liegen hauptsächlich in der unteren Hälfte der Hornhauthinterfläche, sind grau bis dunkelbraun. Für die Therapie ist naturgemäß die Ätiologie einer Iritis von ausschlaggebender Bedeutung. Diesbezüglich gibt es gewisse, allerdings nicht immer zutreffende Anhaltspunkte.

Der Verdacht auf I r i t i s s y p h i l i t i c a p a p u l o s a ist gegeben bei auffallend starker Schwellung des Pupillarteiles der Iris oder Einlagerung von weißlichen bis gelbrötlichen Knötchen ins Irisgewebe am Pupillar- oder Ziliarrande, niemals aber zwischen beiden. Die angestellte serologische und allgemeine Untersuchung stellt die Diagnose sicher.

Bei der t u b e r k u l ö s e n I r i t i s sind kleine, graue, durchscheinende Knötchen regellos über die ganze Oberfläche der Iris verstreut. Sie können langsam schwinden, während neue an andern Stellen auftauchen. Es muß aber hier ausdrücklich hervorgehoben werden, daß diese leicht erkennbare Form der Tuberkulose gar nicht häufig ist, sondern die tuberkulöse Iritis oft gar kein spezifisches Aussehen hat und sehr chronisch ohne starke Beschwerden verläuft. Auch die Röntgen- und interne Untersuchung des Körpers liefert meistens sehr geringe oder gar keine Anhaltspunkte für Tuberkulose, höchstens leichte Spitzendämpfung oder geschwollene Hilusdrüsen. Nur die Tuberkulinprobe (am besten intrakutan nach Mantoux) kann in vielen Fällen aufklären.

Eine bestehende O c c l u s i o p u p i l l a e (Niederschlag von Exsudat auf der vorderen Linsenkapsel im Bereiche der Pupille) kann mit einer Katarakt verwechselt werden; vor Irrtum kann man sich schützen durch Erweiterung der Pupille; auch ist das Aussehen ein anderes. Die Katarakt hat meistens Seidenglanz, Sektorenzeichnung, die Occlusio ein mattgraues Aussehen. K a p s e l v e r d i c k u n g e n sind gewöhnlich mehr umschrieben, unregelmäßig und weiß. Im Gegensatze zur Occlusio, bei welcher die Vorderkammer normal tief ist, ist bei der S e c l u s i o p u p i l l a e (ringförmige Verwachsung des Pupillarrandes) infolge der buckelförmigen Vortreibung die Vorderkammer in den zentralen Teilen entsprechend der Pupille von normaler Tiefe, sonst aber sehr seicht oder stellenweise ganz aufgehoben. Atropin erzielt keine Veränderung in der Pupillenweite.

Geschwülste der Iris.

N a e v i: Inselförmige braune Flecke von der Struktur der Iris.

M e l a n o m e: Gutartige, schwärzliche, wenig prominente Geschwülstchen, die sich nicht vergrößern und nicht zu sekundärer Iritis oder Drucksteigerung führen.

S e r ö s e Z y s t e n: Grauliche Blasen, die einen Teil der Vorderkammer mehr oder weniger ausfüllen, ihre vordere Wand ist von auseinandergedrängtem atrophischem Irisgewebe gebildet. Traumatischer Ursprung.

T u b e r k u l ö s e K n ö t c h e n: Grauweißlich, gefäßarm.

S y p h i l i t i s c h e P a p e l n: Graue bis rötliche Knoten, nur am Pupillar- oder Ziliarrande sitzend.

S a r k o m e: Ähneln, wenn pigmentiert, stark den Melanomen; mit Sicherheit nur am Wachstum zu erkennen. Unpigmentierte Sarkome sind fleischrot oder weißlich, glatt oder höckerig und deutlich prominent. Die übrige Iris ist normal. Manchmal treten spontane Blutungen in die Vorderkammer auf, die Verdacht auf die bösartige Natur der Geschwulst erregen.

Von großer Bedeutung ist die Diagnose der Siderosis und der sympathischen Ophthalmie. Die S i d e r o s i s stellt eine Verrostung der Iris durch Anwesenheit eines Eisensplitters im Auge dar. Es kommt zu einer rostbraunen oder rostgelben Verfärbung und Verwaschenheit der Irisstruktur, gleichzeitigem Auftreten von gelbbräunlichen Flecken auf der vordern Linsenkapsel, meistens am Pupillarrande sitzend. Die s y m p a t h i s c h e O p h t h a l m i e, die fast immer nach perforierenden Verletzungen des Augapfels auftritt, nimmt gewöhnlich einen chronischen Verlauf mit geringen Reizerscheinungen und subjektiven Beschwerden außer Sehstörungen. Mattigkeit der Hornhaut, graue, schwammige Präzipitate sind Anfangssymptome. Später starke ziliare Reizung, Verdickung und Verfärbung der Iris, Auftreten erweiterter und geschlängelter Gefäße auf der Iris, hintere Synechien, Pupillarexsudat. Sie hat große Ähnlichkeit mit einer tuberkulösen Iritis, doch wird die Diagnose auf die richtige Fährte gelenkt durch die Betrachtung des andern sympathisierenden Auges, das die Folgen einer schweren perforierenden Verletzung darbietet und das scheinbar spontane Auftreten bei sonst ganz gesunden Individuen.

Verletzungen der Iris.

1. I r i d o d i a l y s e. Ablösung eines Teiles der Iris vom Ziliaransatze, auf dieser Seite Abschrägung des Pupillenrandes;

wenn frisch, meistens Hyphaema. Gewöhnlich nach stumpfen Gewalteinwirkungen.

2. I r i s r i s s e: Anfangs spitzbogenförmige Ausbauchung der Pupille, Unterbrechung des Sphinkters; sehr oft multipel. Sie hinterlassen eine dauernde Erweiterung der Pupille (M y d r i a s i s t r a u m a t i c a).

3. I r i s e i n s e n k u n g: Colobomähnliche Defekte, doch hört der Sphinkter pupillae nicht am Pupillarrande auf wie beim operativen Colobom, oder verjüngt sich peripher wie beim angeborenen Colobom, das übrigens fast ausnahmslos nach abwärts gerichtet ist.

4. T r a u m a t i s c h e s C o l o b o m: Hat meist keine regelrechten Sphinkterecken und keine geraden Schenkel.

V e r l e t z u n g e n d e s Z i l i a r k ö r p e r s sind wegen der versteckten Lage am lebenden Auge nicht zu konstatieren, höchstens durch eine Akkommodationsparese zu vermuten. —

Krankhafte Veränderungen der Pupille.

Form der Pupille.

E n t r u n d u n g kommt vor

1. durch hintere Synechien (Feststellung durch Atropin- oder durch Skopolamin-Einträufelung);

2. durch Sphinkterisse (Einkerbungen am Pupillarrande);

3. durch Iridodialyse (Abschrägung des Pupillarrandes in dem Irissektor, der am Ziliarrande abgelöst ist);

4. bei Tabes, progressiver Paralyse, meistens verbunden mit reflektorischer Starre;

5. als Verziehung zu einer Narbe nach perforierendem Trauma oder Geschwürsdurchbruch (vordere Synechie).

Farbe der Pupille.

Die normale Pupille ist besonders bei älteren Leuten infolge des senilen Reflexes nicht tief schwarz.

Eine graue Pupille ist vorhanden:

1. bei Ablagerung von Exsudat (Occlusio pupillae), gleichzeitig meistens Iritis oder Folgen einer Iritis (hintere Synechien);

2. bei Trübungen der Linse, K a t a r a k t. Zur Diagnose

einer Katarakt ist nicht nur die Untersuchung bei Tageslicht, sondern auch im Dunkelzimmer mit seitlicher fokaler Beleuchtung, sowie die Durchleuchtung mit Hilfe des Augenspiegels erforderlich. Bei peripherer Lage der Linsenveränderungen ist Erweiterung der Pupille unerläßlich. Radiäre Speichen oder wolkige Trübungen, die im auffallenden Lichte grau, im durchscheinenden schwarz erscheinen, sind Zeichen einer C a t a r a c t a   i n c i p i e n s. Scheibenförmige, in der Mitte dichtere Trübungen, hinter der Ebene der Pupille gelegen, deuten auf K e r n s t a r (Cataracta nuclearis). Scheibenförmige Trübungen mit dichterem Rande und diesem aufsitzenden Speichen oder Reiterchen sind ein S c h i c h t s t a r (Cataracta perinuclearis). Am hinteren Pol gelegene punktförmige oder fleckige Trübungen, der h i n t e r e   P o l a r s t a r, sind oft ein Symptom eines Netzhaut-Aderhautleidens (Retinitis pigmentosa, Chorioiditis). Eine q u e l l e n d e   K a t a r a k t füllt die ganze Pupille aus, hat Seidenglanz und radiäre Sektorenzeichnung. Die r e i f e Katarakt ist eine gleichmäßig graue Trübung. Bei der Beurteilung der Operationsfähigkeit einer Katarakt kommt es nach dem heutigen Stande der Technik nicht so sehr auf die anatomische Reife als auf die noch erhaltene Funktion des Auges an, die durch Prüfung der Lichtempfindung und Projektion erfolgt. Ein grauer Star soll und kann dann operiert werden, wenn der Kranke dadurch in seiner Sehkraft derart behindert ist, daß er seinen Beruf nicht mehr ausüben kann oder nicht mehr allein ungehindert herumzugehen vermag;

3. bei m e t a s t a t i s c h e r   O p h t h a l m i e, E n d o p h t h a l - m i t i s, G l i o m   d e r   R e t i n a, A b l a t i o   r e t i n a e. Bei all diesen Erkrankungen kommt aus der Pupille ein grauer oder gelblichgrauer Reflex infolge einer Eiteransammlung, einer Gewebswucherung oder eines Tumors im hinteren Augapfelabschnitte. Nach perforierenden Verletzungen kann es zu einer plastischen oder, wenn Infektion dazutritt, zu einer eitrigen Entzündung im Glaskörper kommen: E n d o p h t h a l m i t i s, in weiterer Folge G l a s k ö r p e r a b s z e ß. Man sieht aus der Tiefe der Pupille eine gelbweiße oder grauweiße Masse hervorscheinen, am Beginne besteht eine mehr oder weniger heftige Entzündung, die Tension nimmt ab, es kommt zur Schrumpfung des Augapfels, Einziehung der Wunde in der Bulbuswand, Vertiefung der Kammerbucht: A t r o p h i a   b u l b i. Bei eitrigen Formen kann es unter

stürmischen entzündlichen Erscheinungen, Ödem, Chemosis, Exophthalmus und Beweglichkeitsbeschränkung (P a n o p h t h a l m i t i s) zur Drucksteigerung und sogar zum Durchbruche mit Vereiterung des Augeninnern und nachheriger Schrumpfung des Augapfels kommen: P h t h i s i s   b u l b i. Die septische Form kann auch spontan durch Spätinfektion in Augen mit zystoider Vernarbung, Hornhautfisteln oder Narben mit Iriseinheilung kommen Die metastatische O p h t h a l m i e dagegen entsteht auf endogenem (hämatogenem) Wege im Gefolge septischer Erkrankungen: Puerperalfieber, Influenza, Meningitis cerebrospinalis, Pneumonie, Typhus, Tuberkulose. Das klinische Bild ist zunächst das einer Iritis mit Pupillarexsudat oder Hypopyon. Nach Zurückgehen der entzündlichen Erscheinungen sieht man einen gelben Reflex aus der Tiefe: a m a u r o t i - s c h e s   K a t z e n a u g e, P s e u d o g l i o m. Es unterscheidet sich vom echten Gliom, das nur bei Kindern vorkommt, durch die Tension des Augapfels, die hier anfangs normal, später erhöht, beim Pseudogliom aber herabgesetzt ist. Beim Gliom kommt es zum Durchbruch der Geschwulst durch die Sklera, beim Pseudogliom zur Schrumpfung des Augapfels. Doch ist dieses Stadium nicht abzuwarten, sondern in beiden Fällen die Enukleation vorzunehmen. Ein grauer Reflex aus der Tiefe des Glaskörpers kann durch eine Ablatio veranlaßt sein, wenn diese weit nach vorn in den Glaskörper, bis in die Nähe der Linse reicht. Man sieht dann grauweiße Buckel oder Falten, auf denen sich die dunklen, geschlängelten Netzhautgefäße deutlich abheben. Es ist nun zu unterscheiden, ob die Ablatio eine seröse oder durch einen dahinterliegenden Tumor, ein Aderhautsarkom, bedingt ist. Die Unterscheidungsmerkmale sind: bei Tumor findet man mit dem Augenspiegel scharfe Begrenzung, kein Flottieren, normalen oder erhöhten intraokulären Druck. Bei diaskleraler Durchleuchtung kein rotes Licht an Stelle der Geschwulst.

Reaktion der Pupille.

1. Untersuchung der Pupillen bei Tageslicht: Vergleich beider Pupillen bezüglich Form und Weite. Gleichzeitiges Verdecken beider Augen für einige Sekunden und gleichzeitiges Freigeben bei Fixierung eines fern gelegenen Gegenstandes. Bei deutlicher und gleichmäßiger Verengerung beider Pupillen ist eine reflektorische Starre und eine Störung im zentrifugalen

Schenkel des Reflexbogens auszuschließen. — Verdecken und Freigeben eines jeden Auges für sich. Bei Erloschensein der Reaktion auf einem Auge besteht amaurotische Starre. Bei einseitiger Belichtung des blinden Auges bleiben b e i d e Pupillen starr, bei Belichtung des gesunden Auges jedoch verengern sich b e i d e Pupillen (k o n s e n s u e l l e R e a k t i o n). Bei Erblindung aus zentraler Ursache jenseits des Kniehöckers reagieren beide Pupillen n o r m a l.

Nunmehr läßt man den Patienten einen fernen Gegenstand fixieren und dann den in kurzer Entfernung vorgehaltenen Finger. Normalerweise erfolgt die K o n v e r g e n z r e a k t i o n; bei Verhinderung des Lidschlusses durch Auseinanderhalten der Lider tritt die Lidschlußreaktion ein.

2. Untersuchung der Pupillen im Dunkelzimmer: Bleibt die erwartete Erweiterung der Pupille aus, so handelt es sich entweder um eine reflektorische Starre oder um eine Sympathicusparese. Zur Unterscheidung beider dient der K o k a i n v e r s u c h; es wird nämlich nach Einträufelung von Kokain die engere Pupille nicht weiter.

Die seltene e i n s e i t i g e r e f l e k t o r i s c h e P u p i l l e n s t a r r e unterscheidet sich von der amaurotischen Starre dadurch, daß auch die konsensuelle Lichtreaktion fehlt. Sie kann außer bei Tabes, bei progressiver Paralyse, nach Encephalitis epidemica, wo sie meistens doppelseitig ist, auf einer Seite als Rest einer basalen Okulomotoriuslähmung längere Zeit oder dauernd zurückbleiben, ferner nach Kontusionen des Bulbus, der Orbita, nach Schädelbasisfrakturen und ist dann von der metasyphilitischen reflektorischen Starre nicht zu unterscheiden. Diese Möglichkeit einer peripheren Lokalisation ist für forensische Gutachten wichtig.

A b s o l u t e P u p i l l e n s t a r r e: Wenn einseitig, am häufigsten Folge einer luetischen Kern- oder Wurzelerkrankung des Okulomotorius. Bei Metasyphilis sehr selten. Doppelseitig regelmäßiges Symptom der Fleisch-, Wurst-, Fischvergiftung.

Voraussetzung bei allen diesen Untersuchungen ist natürlich, daß die Pupillenweite nicht durch ein Medikament künstlich verändert wurde.

M i o s i s: Sie ist bei alten Leuten nichts Ungewöhnliches und beruht auf mangelhafter Erweiterungsfähigkeit. Pathologisch kommt sie vor bei Hyperämie der Iris (Fremdkörper, Erosion der Hornhaut usw.), bei Sympathikuslähmung (verbunden mit Ptosis, Enophthalmus), bei Tabes (verbunden mit reflektorischer Starre).

Mydriasis: Ist Teilerscheinung einer Okulomotoriuslähmung, wenn sie beträchtlich und nicht vorübergehend ist. (Prüfung der Akkommodation!). Bei Glaukom (Prüfung des intraokulären Druckes, Mattigkeit der Hornhaut, Augenspiegeluntersuchung).

Anisokorie: Wenn sie geringgradig ist und die Reaktionen durchaus normal sind, ist sie nicht pathologisch. Stärkere Grade weisen auf eine Erkrankung des Zentralnervensystems hin (Tabes, progressive Paralyse, Enzephalitis).

Myotonische Reaktion: Die Konvergenzreaktion ist zwar vorhanden, läuft aber sehr langsam ab. Die Lichtreaktion ist herabgesetzt oder erloschen.

Neurotonische Reaktion: Lichtreaktion verlangsamt, aber vorhanden, Konvergenzreaktion normal.

Erkrankungen der Linse.

Die Krankheiten der Linse sind ausnahmslos nichtentzündlicher Natur und bestehen in Trübungen verschiedener Form, Lage und Ausdehnung, die Katarakt (Grauer Star) genannt werden. Wenn die Linsentrübung sehr dicht ist und im Pupillenbereiche liegt, dann ist sie schon bei bloßem Tageslichte oder bei seitlicher Beleuchtung zu erkennen; einen Überblick über die Veränderungen der Linsensubstanz gewinnt man aber erst nach künstlicher Erweiterung der Pupille und besonders bei Durchleuchtung mit dem Planspiegel, die für die Diagnostik unerläßlich ist.

Die Farbe der Trübung ist gewöhnlich grau bis weiß; wenn ein großer Kern vorhanden ist, gelblich bis braun. Eingelagerte Cholesterinkristalle erscheinen als glänzende, stellenweise irisierende Pünktchen oder Fleckchen. Die quellende Linse zeichnet sich durch Sektorenzeichnung und Seiden- oder Perlmutterglanz aus.

Die Form der Trübung ist verschieden. Es gibt wolkige, punktförmige, radiär gestellte streifige, sektoren- oder (meistens zentralgelegene) scheibenförmige Trübungen.

Die Lage einer Linsentrübung innerhalb der Linsensubstanz ergibt sich ohne weiteres aus der seitlichen Beleuchtung bei stark erweiterter Pupille und aus der parallaktischen Verschiebung bei der Durchleuchtung. Je näher dem hinteren Pole sie liegt, desto geringer ist die Verschiebung gegen den Hornhautreflex bei verschiedener Einblicksrichtung. Wenn die ganze Pupille von einer Linsentrübung ausgefüllt ist, dann kann man auch aus der Breite des S c h l a g s c h a t t e n s der Iris einen Schluß auf die Lage der Trübung ziehen. Je größer die zwischen der Trübung und der Linsenoberfläche befindliche durchsichtige Schichte ist, je tiefer also die Linsentrübung liegt, desto breiter ist der Schlagschatten, der immer nur auf der Seite vorhanden ist, von der das Licht einfällt. Seine Breite ändert sich mit der willkürlich geänderten Einfallsrichtung des Lichtes. Je schräger diese, desto breiter der Schlagschatten. Leuchtet man gerade von vorne auf die Pupille, dann ist gar kein Schlagschatten zu sehen.

Die durch eine Linsentrübung hervorgerufene Sehstörung hängt von der Lage der Trübung (peripher oder zentral) und von ihrer Dichte ab. Bei peripheren, mehr gegen den Äquator gelegenen Trübungen besteht H e m e r a l o p i e (Nachtnebel), bei zentral oder, besser gesagt, axial gelegenen dagegen N y k t a l o p i e, das heißt, bei herabgesetzter Beleuchtung wird besser gesehen. Hier wird auch in die Ferne besser gesehen wie in die Nähe, weil sich bei Nahesehen durch die Konvergenz die Pupille verengt. Bei manchen Starkranken besteht außer der verminderten Sehschärfe auch das Gefühl der Blendung und bei beginnendem Star oft Mehrfach-Sehen mit dem kranken Auge (M o n o k u l ä r e P o l y o p i e), weil in der Linse neben den trüben noch durchsichtige Stellen vorhanden sind.

Die Farbenempfindung und die Ausdehnung des Gesichtsfeldes bleibt aber auch bei einer dichten, die ganze Linse einnehmenden Trübung erhalten; ist sie gestört, dann bestehen Komplikationen in der Netzhaut oder im Sehnerven, was einen großen differentialdiagnostischen Wert hat, weil in solchen Fällen eine Augenspiegeluntersuchung nicht mehr möglich ist. Wenn der Arzt vor die Entscheidung gestellt wird, ob sich eine Katarakt zur Operation eignet, so spielt bei der heutigen Entwicklung der operativen Technik nicht mehr das klinische Bild der R e i f e (normale Tiefe der Vorderkammer, gleichmäßig graue Trübung der Pupille, kein Irisschlagschatten), sondern die Funktionsprüfung die größte Rolle. Der sensorische Apparat, von dessen Zustand der Erfolg der Operation abhängt, ist gesund, wenn das Auge

1. den Schein einer Kerzenflamme im Dunkelzimmer auf 6 Meter Entfernung deutlich wahrnimmt;

2. ein normales Gesichtsfeld (mit der Kerzenflamme geprüft) besitzt, der Kranke also die in verschiedenen Richtungen vorgehaltene Lichtquelle immer richtig projiziert und das Licht auch in jeder Stellung rasch und sicher fixiert;

3. gute Farbenempfindung besitzt, die so geprüft wird, daß man den Kranken durch farbige Gläser ins Helle blicken läßt;

4. eine deutliche und lebhafte Reaktion der Pupille hat.

Eine komplizierte Katarakt, das heißt, eine solche, die durch anderweitige Erkrankungen des Auges (Iridozyklitis, Endophthalmitis, metastatische Ophthalmie, Netzhautabhebung, Glaukom) bedingt ist, erkennt man bei Vorhandensein von Erkrankungen des vorderen Abschnittes des Auges an den Zeichen dieser (hintere Synechien, Atrophie der Iris, Glaukomsymptome), bei Augenhintergrundserkrankungen oft durch ein eigentümliches Aussehen, z. B. eine sternförmige, vordere oder hintere Rindentrübung, weiße Kapselverdickungen, kalkweißes Aussehen der Katarakt oder gelbliche, grünliche Verfärbung bei Glaukom, Linsenschlottern, sehr tiefe Vorderkammer, mangelhafte Lichtempfindung, falsche Projektion. In diesen Fällen ist die Operation abzulehnen, weil einerseits Komplikationen während des Heilungsverlaufes zu befürchten sind, andererseits auch bei normaler Heilung infolge der Netzhaut- und Sehnervenveränderungen kein brauchbares Sehvermögen zu erwarten ist.

Verletzungen der Linse.

Durch stumpfe Gewalt (Kontusion des Bulbus) kann entstehen:

1. Luxation der Linse in den Glaskörper. Das Auge hat das Aussehen eines aphakischen: tiefe Vorderkammer, Irisschlottern, auch bei seitlicher Beleuchtung tiefschwarze Pupille, hochgradige Abnahme der Refraktion (also gewöhnlich starke Hypermetropie), Fehlen der Akkommodation, Fehlen des hinteren Linsenbildchens in der Pupille. (Im normalen Auge sieht man bei seitlicher Beleuchtung deutlich zwei Linsenbildchen:

ein größeres, helleres, aufrechtes, auf der Seite der Lichtquelle
gelegenes und mit ihr sich gleichsinnig bewegendes, das von
der vordern Fläche der Hornhaut herrührt, und ein kleineres,
umgekehrtes, weniger helles, das nur in der Pupille sichtbar ist
und der Lichtquelle entgegengesetzt sich bewegt, es wird von
der hintern Linsenfläche entworfen.) Mit dem Augenspiegel sieht
man im Glaskörper die Linse, die bei Bewegungen des Auges
leicht schwankt. — Weit seltener ist die Luxation der Linse in
die Vorderkammer. Dabei kommt es zu sehr starker und
äußerst schmerzhafter Drucksteigerung. Die vor der Iris liegende Linse ist an ihrer Form und Farbe sehr leicht zu erkennen. Bei stark seitlicher Beleuchtung leuchtet ihr Rand an der
der Lichtquelle gegenüberliegenden Seite metallisch goldglän-
zend auf.

2. Subluxation der Linse. Linsen- und Irisschlottern;
die Vorderkammer ist an der Stelle, wo die Linse noch hinter
der Iris liegt, seichter; bei seitlicher Beleuchtung ist der linsenlose Teil der Pupille tief schwarz, der übrige, hinter dem
sich noch die Linse befindet, leicht graulich. Bei der Durchleuchtung ist der Linsenrand als gebogene schwarze Linie in
der Pupille kenntlich, bei Vorbeisehen neben dem Spiegel leuchtet er hellrot auf. Ferner besteht monokuläres Doppeltsehen, der linsenlose Teil der Pupille ist hypermetrop, der
andere myop. Außerdem wirkt der Linsenrand als Prisma.

3. Ringtrübung auf der Vorderfläche der
Linse im durchfallenden Lichte sichtbar; sie ist ein Abklatsch
der Pupille und besteht aus feinsten Blut- oder Pigmentbeschlä-
gen; nach Kontusion der Hornhaut.

Trübungen der Linse können auch ohne Zerreißung der Linsenkapsel entstehen, sind aber meistens mit
einer Kapselzerreißung verbunden, doch kann diese außerhalb
des Pupillarbereiches liegen, daher nicht sichtbar sein. Ist die
Kapselwunde klein und linear, dann schließt sie sich rasch, die
Trübung der Linse kann umschrieben bleiben oder sich sogar
wieder allmählich zurückbilden. Außer der traumatischen Linsentrübung in der nächsten Umgebung der Kapselwunde kann
es auch zu einer sternförmigen Trübung in der hinteren Rinde
der Linse bei sonst durchsichtig bleibender Linsensubstanz kom-
mn. Bei größeren Kapselzerreißungen trübt sich rasch die ganze
Linse: Cataracta traumatica. Ist die Quellung sehr

stürmisch, so führt sie zu Drucksteigerung und die Linse muß entfernt werden; sonst kann die Resorption der gequollenen Linsenmassen abgewartet werden, die besonders bei jugendlichen Individuen so weit gehen kann, daß schließlich nur ein zarter, häutiger Nachstar zurückbleibt.

Nach perforierenden Verletzungen kommt es, wenn die Linse direkt getroffen ist, ebenfalls zu einer traumatischen Katarakt; es kann auch ein Fremdkörper in der Linse stecken bleiben, wo er gewöhnlich reaktionslos vertragen wird.

Krankheiten des Glaskörpers.

Die Erkrankungen des Glaskörpers äußern sich als Trübungen, die Exsudate oder Blutungen oder Rest von solchen sind. Die pathologischen Glaskörpertrübungen sind Zeichen einer Erkrankung des Ziliarkörpers, der Netz- und Aderhaut, des Sehnerven; sie unterscheiden sich von den physiologischen (schon in normalen Augen als Überreste von den Zellen aus der Fetalzeit vorhandenen) Trübungen dadurch, daß sie den Kranken durch ihre Anwesenheit beständig stören; sie sind nur durch sorgfältige Augenspiegeluntersuchung festzustellen, womöglich nach Erweiterung der Pupille und am besten dann, wenn man zwischen untersuchendes Auge und Spiegelloch starke Konvexlinsen einschaltet. Das Auge muß während der Untersuchung bewegt werden, damit die Trübungen aufgewirbelt werden. Man unterscheidet staubförmige Glaskörpertrübungen, die eine gleichmäßige Verschleierung des ganzen Augenhintergrundes bedingen. Dann sehen die helleren Stellen, besonders die Papille mit der physiologischen Exkavation, rötlich aus und können dem nicht Geübten eine pathologische Veränderung vortäuschen. Die staubförmigen Glaskörpertrübungen kommen hauptsächlich bei luetischen Erkrankungen des Augenhintergrundes vor. Größere fädige oder membranöse, scharf begrenzte und wegen der Glaskörperverflüssigung leicht flottierende Glaskörpertrübungen sind bei hoher Myopie, bei Ablatio retinae, Chorioiditis, Retinitis und bei Blutungen vorhanden. Blutungen können traumatisch, aber auch Folge von Myopie, Arteriosklerose, Tuberkulose der Netzhaut, Chorioiditis, Retinitis sein. Je nach ihrer Ausdehnung und Menge verursachen sie starke Sehstörungen und hindern auch den Einblick in den

Augenhintergrund. Glänzend weiße oder gelblichweiße Fleckchen im Glaskörper, die entweder stark beweglich sind und wie ein Schneegestöber aussehen (S y n c h y s i s   s c i n t i l l a n s) oder auch fix im Glaskörpergerüst liegen (S c i n t i l l a t i o   c o r p o r i s   v i t r e i) beruhen auf Ablagerung von Cholesterin, Tyrosin, Phosphaten und Kalksalzen; sie können ein Sympton anderer Augenhintergrundserkrankungen sein, werden aber auch in ganz gesunden und gut sehenden Augen alter Leute beobachtet.

Erkrankungen der Aderhaut, der Netzhaut und des Sehnerven.

Zur Feststellung von Erkrankungen der Ader- und Netzhaut sowie des Sehnerven ist außer der genauen Augenspiegeluntersuchung die Prüfung der Sehschärfe, des Gesichtsfeldes, ein Farben- und Lichtsinnes erforderlich. All diese setzen natürlich nicht nur die dazu nötigen Instrumente, sondern auch eine große Erfahrung und Übung voraus, die wohl selten einem praktischen Arzte in genügendem Maße zur Verfügung steht. Es kann daher im Folgenden nur das Wichtigste angeführt werden. Die Differentialdiagnose zwischen retinalen und chorioiditischen Herden kann oft aus ihrer Lage zu den Netzhautgefäßen gestellt werden. Erkrankungen der inneren Netzhautschichten liegen über den Gefäßen, Aderhauterkrankungen unter ihnen. Gesichtsfeldausfälle (Skotome) sind bei Erkrankungen der äußeren Netzhautschichten vorhanden, bei reinen Aderhautherden fehlen sie. Es ist aber zu betonen, daß selten nur die inneren ohne die äußeren Schichten der Netzhaut ergriffen sind, ferner wird eine Entzündung der Aderhaut in ihrem Verlaufe meistens auch auf die Netzhaut übergreifen.

An der P a p i l l e haben wir bei der Augenspiegeluntersuchung zu beachten: die Farbe, die Grenzen, die Beschaffenheit der Umgebung, die Füllung und den Verlauf der Gefäße. Zu den wichtigsten, oft für das weitere Schicksal des Kranken bedeutungsvollen differentialdiagnostischen Entscheidungen gehört die Diagnose der N e u r i t i s   o p t i c a und der S t a u u n g s p a p i l l e. Ihre Unterscheidung ist in vielen Fällen umso schwerer, als nach längerem Bestande oder bei stärkerer Entwicklung des Krankheitsprozesses jede Neuritis zu einer Stauung und jede Stauung zu entzündlichen Veränderungen im Sehnerven führt, so daß sich reine Bilder hauptsächlich nur in den Anfangsstadien darbieten. Wichtige Anhaltspunkte gibt die Funktionsprüfung des Auges. Bei Entzündung des Sehnerven haben wir starke Sehstörungen, Gesichtsfeldeinengung, Skotome, Störungen der Dunkeladaption, während bei reiner Stauungspapille das Sehvermögen, das Gesichtsfeld und die Dunkeladaption oft lange Zeit ganz normal oder nur geringgradig beeinträchtigt sind. Das Augenspiegelbild der ausgeprägten N e u r i t i s optica besteht in Rötung, trüber Schwellung und verwaschener Begrenzung und geringer Prominenz des Sehnervenkopfes, Verschleierung des Ursprunges der Zentralgefäße, Erweiterung und Schlängelung der Venen, Verengerung der Arterien. Bei der S t a u u n g s p a p i l l e dominiert die Schwellung und Prominenz der Papille, die auch auf die Umgebung übergreift, im Beginne aber nicht gleichmäßig, sondern gewöhnlich am oberen und unteren Rande stärker ausgesprochen ist. Sie ist an dem Verlauf der Gefäße deutlich kenntlich, indem diese am Rande der Schwellung in starken Biegungen auf die Netzhaut absteigen. Die zentralen Teile mit dem Gefäßursprunge sind oft frei von Trübung, die Venen abnorm stark gefüllt und geschlängelt, streckenweise unterbrochen. Die Farbe der Papille ist graurötlich, auf ihr und in ihrer Umgebung sind Blutungen. Im regressiven Stadium wird die Papille weißlichgrau, die Gefäße werden eng, die Umgebung erscheint schwärzlich gesprenkelt.

Die Entzündung des hinter dem Bulbus gelegenen intraorbitalen Teiles des Sehnerven (N e u r i t i s r e t r o b u l b a r i s) weist anfangs gar keine ophthalmoskopischen Veränderungen auf, höchstens besteht eine geringe Rötung und Verwaschenheit der Papille. Erst später beim Übergang in Atrophie ist die t e m p o r a l e Papillenhälfte grau verfärbt. Dagegen ist für die Diagnose dieses Leidens sehr charakteristisch das Vorhandensein eines zentralen oder parazentralen Skotoms für Rot und Grün oder für alle Farben; die Sehschärfe für die Ferne ist gewöhnlich relativ weniger stark herabgesetzt als die für die Nähe. Zu den häufigsten Ursachen der retrobulbären Neuritis gehört Abusus von Alkohol, Tabak, selten Bleivergiftung, ferner die multiple Sklerose, und zwar kann hier das Sehnervenleiden den andern Symptomen oft lange vorausgehen. Unterstützende Symptome für die Diagnose sind Schwindel, vorübergehendes Doppeltsehen, Nystagmus, Sprachstörungen, Intentionszittern, Reflexsteigerung an den Extremitäten, Fehlen der Bauchdeckenreflexe. Niemals darf man beim Vorhandensein einer retrobulbären Neuritis auf die Untersuchung der Nase und ihrer Nebenhöhlen vergessen, die auch die Ursache sein können; selten kommt die Neuritis retrobulbaris bei Tabes, Diabetes, Tuberkulose und Lues vor.

Totale Abblassung der Papille: Zunächst ist wichtig zu wissen, daß zwischen der Funktionsstörung, also der anatomischen Schädigung, und dem Augenspiegelbefunde durchaus kein Parallelismus vorhanden zu sein braucht.

1. Anämische Papille: Keine Funktionsstörung, gleichzeitige hochgradige allgemeine Anämie, dabei oft Blutungen im Fundus.

2. Tabische (sog. genuine) Atrophie: Beginn temporal, scharfe Grenzen, weiße oder bläulichweiße Farbe, Lamina cribrosa sichtbar, Gefäße normal oder wenig verändert. Dasselbe Bild hat die deszendierende traumatische Atrophie nach Schädelbrüchen durch Quetschung oder Verletzung des Sehnerven durch Knochensplitter in der Gegend des Canalis opticus oder durch Kompression durch intraorbitale Blutungen. (Hier tritt die Erblindung plötzlich ein, der Augenspiegel zeigt aber erst nach einigen Wochen die typischen Veränderungen.)

3. Neuritische Atrophie: Peripapilläre Atrophie der Retina und der Chorioidea mit Pigmentanhäufungen, bräunlichgelber Hof um die Papille. Gefäße sehr eng, Farbe schmutziggrauweiß, Begrenzung unscharf, Lamina cribrosa nicht sichtbar, Gefäße begleitet oder eingescheidet von Bindegewebsstreifen.

4. Chorioiditische und retinitische Atrophie: Schmutzig wachsartige gelbe oder rötlichgraue Farbe, verschwommene Grenzen, exzessiv verdünnte Gefäße.

5. Glaukomatöse Atrophie: Totale randständige Exkavation, Halo, Verdrängung der Gefäßpforte nach der Nasenseite, Abknickung der Gefäße am Papillenrande, gesteigerter intraokulärer Druck.

6. Toxische Atrophie nach Chinin oder nach Optochin-Vergiftungen: Außerordentliche Verdünnung der Netzhautgefäße, später auch Abblassung der Papille.

Für die Diagnose der Netzhaut-, Aderhaut- und Sehnervenerkrankungen bedeutungsvolle und oft charakteristische Symptome sind die V e r ä n d e r u n g e n d e s G e s i c h t s f e l d e s.

Die Prüfung des Gesichtsfeldes ist ein wichtiger Teil der Funktionsprüfung des Auges, umsomehr, als es Erkrankungen gibt, die sonst keine objektiven Zeichen darbieten. Bei starker Herabsetzung des Sehvermögens, z. B. durch eine Katarakt, muß man sich auf Erkennen von Licht, Handbewegungen, auf Fingerzählen beschränken. Je stärker die Sehstörung ist, desto größer muß das zur Prüfung verwendete Objekt sein und umgekehrt.

Die einfachste und nur zu oberflächlicher Orientierung dienende oder bei sehr herabgesetztem Sehvermögen einzig mögliche Art der Gesichtsfelduntersuchung ist die mit der Hand. Arzt und Patient stehen sich in kurzer Entfernung gegenüber. Ein Auge des Kranken wird mit einer Binde verschlossen, das andere zu prüfende Auge fixiert das gegenüberliegende Auge des Arztes, der selbst auch sein anderes Auge geschlossen hält (also z. B. das rechte Auge des Patienten fixiert das linke Auge des Untersuchers). Der Arzt bewegt nun seine Hand von der Peripherie langsam gegen die Mitte hin und läßt sich vom Kran‐ ken angeben, wann er die Hand erblickt. So hat der Arzt an seinem eigenen Auge die Kontrolle für das Gesichtsfeld des Kranken, weil er ja zu gleicher Zeit wie dieser das zur Prüfung vorgehaltene Objekt sehen muß, wenn das Gesichtsfeld des untersuchten Auges nicht eingeschränkt ist. — Genauer ist schon die Aufnahme des Gesichtsfeldes auf einer schwarzen Tafel oder einem schwarzen Vorhange. Der Fixierpunkt ist mit einer weißen Marke bezeichnet, die Gesichtsfeldgrenzen werden durch zentripetale Bewegung verschieden großer und auch verschieden gefärbter Marken, die auf dünnen schwarzen Holz- oder Drahtstäbchen befestigt sind, bestimmt und aufgezeichnet. — Die genauesten Resultate erhält man durch Benützung eines Perimeters, weil hier das Gesichtsfeld auf eine Hohlkugel projiziert wird, was der Wirklichkeit am meisten entspricht, da ja die Netzhaut ebenfalls eine Hohlkugelgestalt hat.

Umschriebene zentrale Gesichtsfeldausfälle (S k o t o m e) können auf einer kleinen schwarzen Tafel mit weißen und farbigen Marken von 1—10 Millimetern Seitenlänge festgestellt werden. Man vergesse aber nicht, daß jeder Mensch entsprechend dem Sehnerveneintritt ein kleines Skotom, den „blinden Fleck" hat, der temporal vom Fixationspunkt liegt. Wir unterscheiden p o s i t i v e und n e g a t i v e Skotome. Die p o s i t i v e n S k o t o m e werden von den Patienten als dunkle Flecke empfunden und entsprechen Schatten, die von fixen Trübungen in den hintersten Glaskörper- oder den inneren Netzhautschichten auf die Stäbchen- und Zapfenschichte geworfen werden. N e g a t i v e S k o t o m e werden von dem Kranken überhaupt nicht bemerkt, sie sind einfach Lücken im Gesichtsfelde, die nur durch die Untersuchung festgestellt werden können. R e l a t i v ist ein Skotom dann, wenn in seinem Bereiche zwar eine Empfindung besteht, diese aber falsch ist, z. B. grün für grau, rot für braun gehalten wird. A b s o l u t e s Skotom nennen wir ein Skotom, in dem überhaupt keine Sehempfindung vorhanden ist, die Prüfungsmarke also plötzlich verschwindet.

Gesichtsfeldstörungen.

Es gibt verschiedene Gesichtsfelddefekte, die für bestimmte Krankheiten charakteristisch sind:

K o n z e n t r i s c h e E i n e n g u n g bei mehr oder weniger gut erhaltenem zentralen Sehen kommt vor bei Retinitis pigmentosa, Glaucoma simplex, Atrophia nervi optici, Hysterie. Bei Atrophie des Sehnerven ist aber die Einengung für Farben viel stärker als für weiß, die Weißgrenzen können sogar noch normal sein, und die Farbengrenzen sind schon deutlich eingeschränkt. Bei Hysterie findet man oft eine Überkreuzung oder Vertauschung der Rot- und Blaugrenzen, indem das Blaugesichtsfeld enger ist als das Gesichtsfeld für Rot.

S e k t o r e n f ö r m i g e D e f e k t e. Besonders bei Atrophia nervi optici, Thrombose eines großen Netzhautgefäßes, Netzhautablösung, Glaukom (Einschränkung auf der nasalen Seite stärker und früher).

S k o t o m e: Bei herdförmigen Erkrankungen des Augenhintergrundes (Chorioiditis disseminata).

I s o l i e r t e z e n t r a l e o d e r p a r a z e n t r a l e S k o t o m e. Bei Erkrankungen der Ader- und Netzhaut in der Makulagegend (hohe Myopie, Syphilis, senile Degeneration), retrobulbärer Neuritis, toxischer Amblyopie, Diabetes, Tabes, bei multipler Sklerose, zentraler Retinitis, zentraler Chorioiditis.

Eine andere Form der Gesichtsfeldstörung ist die H e m i a n o p s i e (auch H e m i o p i e genannt), d. h. das Fehlen einer Gesichtsfeldhälfte, und zwar ist sie charakteristischerweise immerbeiderseitig und beruht auf einer Unterbrechung der Sehbahn von Chiasma bis zur Hirnrinde. Wir unterscheiden

1. eine homonyme, rechts- oder linksseitige Hemianopsie, bei der die rechten oder linken Hälften beider Gesichtsfelder fehlen. Der Herd liegt dementsprechend natürlich auf der linken oder rechten Seite;

2. die temporale Hemianopsie, bei welcher beide temporalen Gesichtsfeldhälften fehlen; sie entsteht immer nur durch Läsion des Chiasmas in der Mittellinie durch einen Tumor oder eine Entzündung. Am häufigsten durch Vergrößerung der Hypophyse, dann besteht gleichzeitig meistens Akromegalie;

3. die nasale Hemianopsie, die äußerst selten ist und, wenn sie vorkommt, meistens nicht als solche rein ausgeprägt ist. Sie kann nur durch zwei Herde erklärt werden, die an den beiden seitlichen Winkeln des Chiasmas sitzen, z. B. atheromatöse Karotiden.

Der Sitz des Herdes kann bei vorhandener Hemianopsie aus folgenden Erscheinungen erschlossen werden: Wird der tractus opticus selbst beschädigt, so fehlt der Lichtreflex der Pupille, wenn das Licht auf die erblindete Netzhauthälfte fällt (hemianopische Pupillenreaktion); die Trennungslinie zwischen der erhaltenen und fehlenden Gesichtsfeldhälfte geht gerade durch den Fixationspunkt. Liegt die Läsion aber weiter proximal von der Abzweigungsstelle der Pupillarfasern, also in der inneren Kapsel, der Sehstrahlung oder der Hirnrinde, dann ist auch bei Belichtung der blinden Netzhauthälfte die Reaktion der Pupille vorhanden; die Grenzlinie des Gesichtsfeldausfalles zeigt entsprechend der Macula lutea eine Ausbiegung nach der blinden Seite, die sogenannte „Aussparung der Macula".

Natürlich ist die Hemianopsie nicht immer gleich total, sondern oft inkomplett, das heißt, es sind homonyme, nicht die ganze Gesichtsfeldhälfte einnehmende Defekte vorhanden. Es kann auch vorkommen, daß der Gesichtsfeldausfall sich nur auf die Farbengesichtsfelder beschränkt (Farbenhemianopsie).

Erkrankungen (Urämie, Eklampsie, Blutungen, Erweichungen) oder Verletzungen der Hirnrinde im Bereiche der Sehsphäre (Kalkarinarinde) sind mit kleinen hemianopischen Skotomen oder vollständiger Hemianopie bei erhaltenem Pupillarreflex und normalem Augenspiegelbefunde verbunden.

Verletzungen der Aderhaut, der Netzhaut und des Sehnerven.

Diese Verletzungen sind alle nur mit dem Augenspiegel festzustellen, vorausgesetzt, daß der Einblick in den Augenhintergrund nicht durch Trübungen der durchsichtigen Medien unmöglich wird, was aber besonders bei frischen Verletzungen infolge von Blutungen, Linsen- und Glaskörpertrübungen sehr oft der Fall ist.

Chorioidea: Nach schweren Kontusionen des Augapfels oder bei knapp neben dem Bulbus in der Orbita einwirkender Gewalt ohne Eröffnung des Augapfels (z. B. Schuß) kommt es zu einfachen oder multiplen indirekten Z e r r e i ß u n g e n, die gewöhnlich bogenförmig, dem Papillenrand konzentrisch, in größerer oder geringerer Entfernung von ihm verlaufen und über welche die Netzhautgefäße hinüberziehen. Anfangs sind sie gewöhnlich durch Blutaustritte verdeckt. Bei perforierenden Verletzungen im hinteren Abschnitte des Augapfels kommt es zu direkter Kontinuitätstrennung der Ader- und Netzhaut in Form unregelmäßiger größerer, stärker klaffender Zerreißungen mit Blutungen und späterer Gewebsneubildung.

Retina. D i r e k t e Verletzungen der Netzhaut kommen, wie bemerkt, nur gleichzeitig mit den perforierenden Verletzungen der Chorioidea (und Sklera) vor. Von i n d i r e k t e n Verletzungen sind folgende zu erwähnen:

1. B e r l i n s c h e K o m m o t i o n s t r ü b u n g: Vorübergehende Blindheit unmittelbar nach dem Trauma; weißliche, unscharf begrenzte Trübung unter den Netzhautgefäßen an Stelle der Gewalteinwirkung und auf der ihr gegenüberliegenden Seite der Netzhaut.

2. B l u t u n g e n.

3. L o c h b i l d u n g i n d e r M a c u l a; sie tritt nicht unmittelbar nach der Verletzung, sondern erst später auf und ist mit dauernder starker Schädigung des zentralen Sehens verbunden.

4. R u p t u r e n i n d e r G e g e n d d e r O r a s e r r a t a (des vorderen Randes der Netzhaut) u n d d e r M a c u l a.

5. B l e n d u n g s r e t i n i t i s durch Einwirkung grellen Lichtes auf die Macula, besonders häufig nach Beobachtung von Sonnenfinsternissen ohne Schutzglas. Subjektive Beschwerden sind: positive, später negative Skotome, dauernde Schwächung des zentralen Sehens. Objektiv findet man sehr geringgradige

Veränderungen in der Maculagegend, Trübung der Netzhaut, später feinste grauweißliche Stippchen.

6. **Angiopathia traumatica retinae.** Nach Schädeltraumen mit hochgradiger Steigerung des intrakraniellen Druckes; sie besteht im Auftreten weißer, glänzender Flecke und Blutaustritte entlang der Venen um die Papille und Macula. Günstige Prognose.

Nervus opticus. Durch Schädelbasisbrüche, die sich als Frakturen und Fissuren in die Orbita hinein erstrecken, kann der Sehnerv im Canalis opticus durch einen Knochensplitter verletzt oder durch eine Blutung gequetscht werden. Bei Verletzungen der Orbita (Stich, Schuß usw.) können sowohl direkte als auch indirekte Verletzungen durch Kompression infolge eines orbitalen Blutergusses auftreten. Die Sehstörungen treten **unmittelbar** nach der Verletzung auf und können je nach der Ausdehnung und Art der anatomischen Läsion ganz oder teilweise zurückgehen, ebenso ist die traumatische Sehstörung entweder dauernd oder vorübergehend und kann in mehr oder weniger großer Beeinträchtigung des zentralen Sehens oder in einem peripheren Gesichtsfeldausfalle bestehen (Gesichtsfeldaufnahme, Sehprüfung). Der Augenspiegelbefund ist zunächst normal, erst nach einigen Wochen ist die Abblassung der Papille infolge deszendierender Atrophie sichtbar.

Bulbus als Ganzes.

Stellungsveränderungen des Bulbus.

Strabismus, Schielen. Es ist ein veralteter und heutzutage nicht mehr zu rechtfertigender Standpunkt, die Untersuchung schielender kleiner Kinder auf später zu verschieben und sich bis dahin zwecks Übung des schielenden Auges mit dem zeitweiligen Verbinden des nichtschielenden Auges zu begnügen. Dadurch kann das anfangs nur periodische Schielen in ein beständiges übergehen, es kann aber auch ein schielendes Auge, das zunächst (primär) eine gute Sehschärfe hat, durch den Nichtgebrauch schwachsichtig werden. Da in den meisten Fällen von Strabismus convergens im frühen Kindesalter die Ursache in einer hypermetropischen Refraktion oder in Astigmatismus liegt, so ist die genaue Untersuchung und Bestimmung des Brechungszustandes des Schielauges und dessen Korrektur eine wichtige und sehr oft erfolgreiche unblutige Behandlung des Schielens, da dadurch der übermäßige, mit der Konvergenz nicht in Übereinstimmung stehende Akkommodationsimpuls wegfällt. Die Untersuchung muß immer nach Lähmung der Akkommodation durch Mydriatica vorgenommen und durch Skiaskopie nachgeprüft werden.

Strabismus concomitans. Der Schielwinkel bleibt immer gleich, je nachdem, welches Auge man verdeckt; keine Beschränkung der Beweglichkeit eines Auges; der sekundäre Schielwinkel ist gleich dem primären, keine falsche Projektion, kein Doppeltsehen, am schielenden Auge sehr oft Amblyopie.

Strabismus paralyticus: Ungleichheit des Schielwinkels, der sekundäre größer als der primäre. Bei Verdecken des gesunden Auges geht dieses in eine viel stärkere Schielstellung als früher das kranke Auge. Zurückbleiben des Auges mit dem gelähmten Muskel in der Bahn dieses Muskels, also Einschränkung der Beweglichkeit in einer oder mehreren Richtungen. Falsche Projektion mit dem kranken Auge, Schwindel, Doppelbilder, und zwar bei Adduktorenlähmung gekreuzt, bei Abduktorenlähmung gleichnamig, bei Senkerlähmung steht das dem gelähmten Auge zugehörige Bild tiefer, bei Heberlähmung höher als das des gesunden Auges. Das falsche Bild eilt dem des gesunden Auges immer voraus, und zwar in der Bahn des gelähmten Muskels. (Adduktoren sind der Rectus internus, superior, inferior; Abduktoren: der Rectus externus, Obliquus superior, Obliquus inferior; Heber: der Rectus superior, Obliquus inferior; Senker: der Rectus inferior, Obliquus superior).

Differentialdiagnose der Augenmuskellähmungen.

Sie ergibt sich einerseits aus der Bestimmung der Lage der Doppelbilder zueinander, andererseits aus der Feststellung des Blickfeldteiles, in dem Doppelbilder auftreten, weil dieser ja immer dem Wirkungsgebiet des oder der gelähmten Augenmuskeln entspricht. Die recht komplizierte Wirkungsweise der sechs äußeren Augenmuskeln wird in leicht verständlicher Art durch das beifolgende Schema veranschaulicht, das ich der Funktionsprüfung des Auges von Elschnig entnehme.

Aus der Richtung der Pfeile ist die Richtung zu ersehen, in welcher der betreffende Muskel bei seiner Zusammenziehung das Hornhautzentrum bewegt: der Rectus superior nach innen oben, der Rectus inferior nach innen unten, der Obliquus superior nach außen unten, der Obliquus inferior nach außen oben, der Rectus externus nach außen, der Rectus internus nach innen. Aus dem Ansatze der Pfeile an der Horizontalen ergibt sich bei den Senkern und Hebern die Stellung der Hornhautmitte bei größter Höhenwirkung des betreffenden Muskels, also beim Obliquus superior und inferior in der A d duktionsstellung, beim Rectus superior und inferior in der A b duktionsstellung. Endlich gibt die Neigung der Linien zur Horizontalen auch die R a d d r e h u n g an, welche die Heber und Senker dem vertikalen Meridiane erteilen: Der Rectus superior und Obliquus superior neigen das obere Ende des vertikalen Meridianes nach innen, der Rectus inferior und Obliquus inferior nach außen.

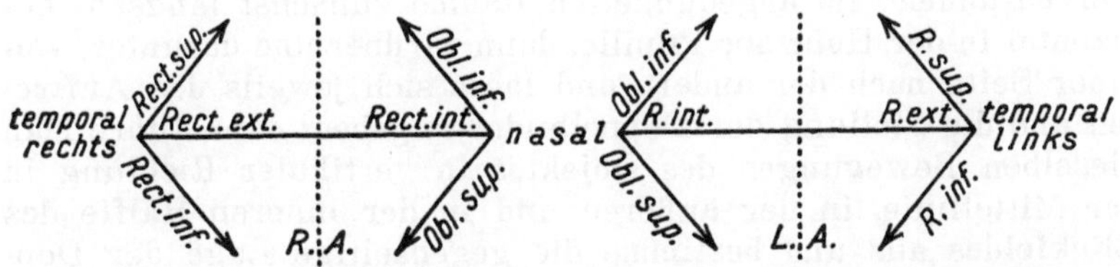

Abbildung 1. Schema der Wirkungsweise der einzelnen Augenmuskeln.

Hat man nun in einem Falle aus den Doppelbildern den gelähmten Muskel zu bestimmen, so ist es von großem Vorteil und erleichtert die Untersuchung, besonders bei weniger intelligenten Kranken oder, wenn das Scheinbild unterdrückt wird, vor ein Auge ein rotes Glas halten zu lassen, durch welches das Bild dieses Auges rot erscheint und dadurch von dem Bilde des anderen Auges deutlich absticht. Dadurch erkennt man auch sofort die Zusammengehörigkeit von Bild und Auge. D a s S c h e i n b i l d e i l t d e m w a h r e n B i l d e i m m e r i n d e r Z u g r i c h t u n g d e s g e s c h w ä c h t e n o d e r g e l ä h m - t e n M u s k e l s v o r a u s; es wird also bei einer S e n k e r - lähmung das dem gelähmten Auge zugehörige Scheinbild t i e - f e r, bei einer H e b e r lähmung h ö h e r stehen, bei Lähmung des Rectus e x t e r n u s weiter nach der t e m p o r a l e n, bei Lähmung des i n t e r n u s weiter nach der n a s a l e n Seite stehen. Wenn man die Wirkung eines Augenmuskels kennt, läßt sich sehr leicht aus der Stellung des Scheinbildes der zugehörige affizierte Muskel bestimmen, z. B. der Obliquus superior senkt den Bulbus, abduziert ihn und rollt ihn nach der Nasenseite, folglich steht das ihm zugehörige Scheinbild tiefer, lateral und ist nasalwärts geneigt.

Wenn mehrere Muskeln an einem oder beiden Augen gelähmt sind, was bei der Oculomotoriuslähmung ja meistens der Fall ist, weil dieser Nerv vier äußere Augenmuskeln innerviert (Rectus internus, inferior, superior, Obliquus inferior), so kann die Diagnose sehr schwierig sein, besonders wenn eine bisher latente Muskelgleichgewichtsstörung durch die Lähmung manifest wird, wodurch die Stellung der Doppelbilder zueinander umgekehrt werden kann. Da empfiehlt es sich, folgenden Weg einzuschlagen:

Man führe das immer zu fixierende Objekt, am besten eine Kerzenflamme, im abgedunkelten Raume zunächst langsam horizontal in der Höhe der Pupille, dann darüber und darunter, von einer Seite nach der andern und lasse sich jeweils das Auftreten und die Stellung der Doppelbilder angeben; dann führe man dieselben Bewegungen des Objektes in vertikaler Richtung in der Mittellinie, in der äußeren und in der inneren Hälfte des Blickfeldes aus und bestimme die gegenseitige Lage der Doppelbilder zueinander. Auf diese Weise ist das Gebiet zu umgrenzen, in dem Doppelsehen besteht, und auch die Richtung, in der die Entfernung der beiden Bilder am größten, bezw. am kleinsten ist. (Horizontal-, bezw. Vertikaldistanz der Doppelbilder, Quer-, bezw. Längsdisparation).

Beispiel: Vor dem rechten Auge ist das rote Glas. Bei Senkung des Blickes steht das rote Bild tiefer, es ist also eine Lähmung eines Senkers des rechten Auges vorhanden; in Betracht kommt somit der Rectus inferior und Obliquus superior dexter. Bewegt man nun die Kerze in der unteren Blickfeldhälfte von rechts nach links und findet man, daß in der Abduktionsstellung des rechten Auges, also beim Blicke nach außen unten die Höhendistanz der Doppelbilder am größten wird, dann ist die eindeutige Diagnose auf Lähmung des Rectus inferior dexter zu stellen.

Es sei hier anhangsweise erwähnt, daß Doppelsehen nicht nur bei Lähmung eines Muskels durch Erkrankung des ihn versorgenden Nervenastes oder Nervenkernes, sowie durch traumatische Schädigung des Muskels, sondern auch bei Verdrängung des Augapfels aus seiner Normalstellung, z. B. durch einen Tumor eintritt. Aus der Diagnose des betreffenden geschädigten Muskels lassen sich dann Schlüsse auf den Sitz der Geschwulst ziehen.

Heterophorie (Insuffizienz der Augenmuskeln). An ihr Vorhandensein muß gedacht werden, wenn bei längerdauernder Nahearbeit Ermüdungserscheinungen in Form von Stirn- und Schläfenkopfschmerz auftreten, die nach Aussetzen der Arbeit bald verschwinden. Manchmal scheinen auch kurz nach Beginn der Arbeit die fixierten Objekte durcheinanderzulaufen, sie werden unscharf, verschwommen gesehen. Der Patient hat das Gefühl, zu schielen. Bei der Untersuchung ist auf folgendes zu achten:

1. Bei starker Konvergenz durch Fixation eines nahe vorgehaltenen Gegenstandes geht ein Auge sehr bald nach außen oder die Konvergenz kann überhaupt nicht zustandegebracht werden.

2. Man bedeckt ein Auge und läßt mit dem andern fixieren. Unter dem Schirme weicht das Auge ab und macht eine Einstellbewegung, wenn der Schirm weggezogen wird.

3. Graefes Gleichgewichtsversuch. Vor ein Auge wird ein Brillengestell mit einem Prisma von 10^0 mit der Kante nach oben oder unten oder einem horizontal gestellten Maddoxschen Stäbchen, das am besten aus rubinrotem Glase besteht, vorgesetzt. (Das Maddoxsche Stäbchen ist entweder ein zylindrisches geschliffenes, bleistiftdickes Glasstäbchen oder es besteht aus mehreren federkieldicken nebeneinanderliegenden Glasstäbchen; beide Arten sind in eine Metallfassung eingelassen und können in ein Brillengestell eingesetzt werden). Es entstehen im ersten Falle höhendistante Doppelbilder, im letzteren Falle wird durch das wagrecht (horizontal) liegende Stäbchen das Bild des Lichtpunktes in einen vertikalen Streifen ausgezogen. Bei Augenmuskelgleichgewicht stehen die Doppelbilder vertikal übereinander, beziehungsweise die fixierte Flamme im Streifen, bei Heterophorie dagegen schief übereinander, beziehungsweise Flamme und Streifen nebeneinander, und zwar entweder gleichnamig oder gekreuzt, je nachdem pathologische Konvergenz (Insuffizienz der Externi) oder Divergenz (Insuffizienz der Interni) besteht. Auswärtsschielen kann vorgetäuscht werden, wenn die Gesichtslinien mit den Augenachsen nicht zusammenfallen, sondern durch die nasale

Hornhauthälfte gehen. Die Entscheidung ist leicht zu treffen, da in diesem Falle keine Einstellungsbewegung eintritt.

A s t h e n o p i e. Die asthenopischen Beschwerden bestehen darin, daß bei Nahearbeit (Lesen, Schreiben, Nähen) nach kurzer Zeit die Objekte verschwimmen, die Zeilen durcheinanderlaufen und sich in der Stirn- und Schläfengegend Schmerzen einstellen. Die Asthenopie kann verschiedene Ursachen haben:

1. Refraktionsfehler: Die Prüfung der Refraktion klärt auf. Besteht gar kein Refraktionsfehler oder die Korrektur etwa vorhandener Ametropie bringt die Beschwerden nicht zum Verschwinden, dann besteht

2. a k k o m m o d a t i v e A s t h e n o p i e. Sie ergibt sich aus der genauen Prüfung der Sehschärfe und des Akkommodationsvermögens.

3. M u s k u l ä r e A s t h e n o p i e. Diese ist leicht zu erkennen an der Einstellungsbewegung beim abwechselnden Schließen und Freigeben eines Auges und Auftreten von Divergenzstellung (Exophorie) hinter dem deckenden Schirm. (Ihre Prüfung siehe Heterophorie.) Die echte Exophorie besteht sowohl beim Blick in die Ferne als auch in die Nähe. Sie ist eine Anomalie der Ruhelage der Augen, während die falsche Exophorie in einer relativen Divergenz besteht, die nur beim Nahesehen vorhanden ist und eine Folge der Insuffizienz der Konvergenzinnervation oder eine Lockerung der Assoziation von Konvergenz und Akkommodation oder endlich nur eine nervöse, funktionelle Störung des Fusionsmechanismus in der Hirnrinde ist.

Lageveränderungen des Bulbus.

Exophthalmus.

Für die Differentialdiagnose des Exophthalmus sind in erster Linie die Entstehungsursache und die Begleiterscheinungen maßgebend.

I. Nicht entzündlicher Exophthalmus.

1. Bei M o r b u s B a s e d o w, gleichzeitig sind andere Augen-Symptome wie Klaffen der Lidspalte (Dalrymple), Seltenheit des Lidschlages (Stellwag), Zurückbleiben des Oberlides bei Abwärtsbewegung des Bulbus (Gräfe) mehr oder weniger deutlich ausgesprochen und auch sonstige Zeichen der Erkrankung vorhanden.

2. **Nach Trauma**, meistens mit Suffusion der Lider, Hautwunden, oft auch Ekchymosen der Bindehaut verbunden. Verursacht wird der posttraumatische Exophthalmus entweder durch eine **Haemorrhagia orbitae** oder durch ein **Emphysema orbitae**. Beiden gemeinsam ist das plötzliche Entstehen und die traumatische Ursache. Bei der Haemorrhagie ist die Vordrängung des Bulbus durch Fingerdruck **nicht** zu verringern, beim Emphysem hingegen durch Kompression unter fühl- und hörbarer Krepitation zu verkleinern, selbst ganz zum Schwinden zu bringen, kehrt aber bei forcierter Exspiration wieder und ist meistens mit Emphysem der Lider verbunden. Vorhandene Störungen des Sehvermögens und der Beweglichkeit des Augapfels weisen auf gleichzeitige Verletzung der Muskeln und Nerven hin. Endlich kann ein nicht entzündlicher Exophthalmus durch eine **Fraktur der Orbita** bedingt sein. Bei oberflächlichem Sitz durch Abtasten des Orbitalrandes, bei tiefem Sitz durch Röntgenuntersuchung festzustellen. In letzterem Falle besteht meistens auch Blutung oder Luftaustritt in die Augenhöhle und oft Verletzungen einzelner Augenmuskeln und Augennerven.

3. Spontan entstanden.

a) Plötzlich entstanden:

α) **Blutung in die Augenhöhle**, bei starkem Husten, Arteriosklerose, Hämophilie, Skorbut. Oft wird nachträglich eine Suffusion oder Ekchymose sichtbar. Exophthalmus durch Druck **nicht** zu verkleinern.

β) **Exophthalmus pulsans** = Aneurysma arteriovenosum des Sinus cavernosus, entsteht durch Zerreißung der Karotis im Sinus. Erweiterung der konjunktivalen und palpebralen Gefäße, subjektiv und objektiv hörbares, manchmal auch sichtbares, schwirrendes und brausendes Gefäßgeräusch, das mit dem Puls synchron ist. Durch Druck auf die Lider und Kompression der Karotis ist der Exophthalmus zu verkleinern, dabei gehen auch die Geräusche zurück.

b) Langsam entstanden: **Tumor orbitae, Entozoen** (Cysticercus, Echinococcus), **Exophthalmus intermittens**. Differentialdiagnostisch kommen folgende Überlegungen in Betracht: Tumoren können angeboren sein und sich allmählich vergrößern (Dermoidzysten, Angiome, Meningozelen) oder erst nach der Geburt entstehen (Sarkom, Karzinom, Osteom, Lymphom, Entozoen, Exophthalmus intermittens).

Der Sitz der Geschwulst ist entweder direkt sichtbar oder durch schonendes Eingehen mit dem Finger durch die Lider hindurch, nötigenfalls in Narkose, festzustellen. Schwierig zu bestimmen ist die Natur des Tumors. Wenn Fluktuation über der Geschwulst vorhanden ist, dann besteht Verdacht auf Zysten, Entozoen; sehr weiche Geschwülste mit derben, geschlängelten Strängen, die bei Pressen, Schreien anschwellen, erweiterte Gefäße in den Lidern und der Bindehaut, unter Umständen bläuliches Durchscheinen des Tumors sprechen für Angiom; steinharte, gewöhnlich vom Stirnbein ausgehende, oft nach einem Trauma entstandene Tumoren sind Osteome; bei zystischen, zwischen Orbitalwand und Bulbus sitzenden Geschwülsten, die langsam wachsen, ist an Echinococcus oder Cysticercus zu denken, Probepunktion (eiweißfreie Flüssigkeit, vielleicht Hacken) wird weitere Aufschlüsse geben. Spontane Intermittenz des Tumors bei aufrechter Kopfhaltung, willkürliches Entstehen durch Pressen, Beugen des Kopfes nach vorne, Kompression der Vena jugularis und Einseitigkeit spricht für Exophthalmus intermittens (variköse Erweiterung der Orbitalvenen); Sitz des Tumors im innern obern Winkel der Orbita ist charakteristisch für Meningozele, Dermoidzysten und ausgedehnten, eventuell perforierten Sinus frontalis. Die Meningozele ist am Knochen unverschieblich, im Knochen ist oft eine Lücke fühlbar, die Meningozele ist durch Druck zu verkleinern, wobei aber zuweilen Hirndrucksymptome (Schwindel, Brechreiz, Krämpfe) auftreten. Außerdem bestehen spontane pulsatorische und respiratorische Schwankungen. In Fällen, die trotzdem zweifelhaft sind, vorsichtige Probepunktion, die bei Meningozele klare, eiweißhaltige Flüssigkeit zutage fördert. Operative Entfernung kontraindiziert. Bei Affektionen des Sinus frontalis oder ethmoidalis ist entweder eine in ihrem Bereiche fühlbare Vorwölbung des Knochens festzustellen oder daselbst eine Lücke mit Fluktuation abzutasten (Hydrops sinus frontalis, ethmoidalis). Zu dem nicht entzündlichen Exophthalmus gehört auch jene meistens geringgradige Vortreibung des Augapfels nach Augenmuskeltenotomien. In diesen Fällen sind die Operationsnarben an der Ansatzstelle der Augenmuskeln sichtbar.

II. Entzündlicher Exophthalmus.

Bei diesem ist immer Ödem der Lider vorhanden, das oft so stark sein kann, daß erst nach vorsichtigem Auseinanderziehen der Lider die Vortreibung des Augapfels zum Vorschein kommt. Entweder es besteht eine entzündliche Erkrankung des ganzen oder nur eines Teiles des Orbitalinhaltes.

	Gemeinsame Symptome:	Differentialdiagnostik:
a) Cellulitis orbitalis. Phlegmone orbitae retrobulbaris (sive Abscessus orbitae, sive Abscessus retrobulbaris).	Subjektiv: Schmerzen, Fieber, Prostration, Schwellung der präaurikulären Drüse, ev. zerebrale Symptome. Objektiv: Ödem der Lider und Konjunktiva, Chemosis, Beweglichkeitsbeschränkung des Bulbus, Exophthalmus.	Ödem der Lider und Bindehaut und Protrusio bulbi gegenüber der Beweglichkeitsbeschränkung viel stärker. Bei Phlegmone orbitae an einer Stelle der Lider, seltener der Bindehaut, gelbliche Verfärbung (durchschimmernder Eiter) und Fluktuation.
b) Tenonitis.	Protrusio bulbi nach vorne oder seitlich, dann Diplopie, Beschränkung der Beweglichkeit des Bulbus, Herabsetzung des Visus, Spiegelbefund: Neuritis intraocularis, seltener N. retrobulbaris (zentrale Skotome), starke venöse Hyperämie der Papille und Retina, Thrombose der Zentralvene.	Beweglichkeitsbeschränkung und Chemosis sehr bedeutend im Vergleiche zum Exophthalmus und Ödem der Lider.
c) Thrombose des Sinus cavernosus.		Ödem hinter dem Ohre, schwere zerebrale Symptome; häufig Fortpflanzung auf die andere Seite.
d) Panophthalmitis.		Keratitis, Iridozyklitis, Iridochorioiditis suppurativa (meistens nach Verletzungen des Bulbus einschließlich postoperativer Infektionen.)

Ätiologie.

a) Cellulitis orbitalis, Phlegmone orbitae: Verletzungen mit Infektion (Operationen). Fremdkörper kann in der Orbita stecken bleiben. — Fortgepflanzt von den Nebenhöhlen: Empyema sinus front., ethmoid., maxill. (Zahnleiden), Verdrängung nach einer bestimmten Seite (innen, bzw. oben). — Fortgepflanzt von der Haut: Erysipel, Anthrax. — Fortgepflanzt von den Knochen: Periostitis maxillae, orbitae. Druckempfindlichkeit, Verdickung an einer tastbaren Stelle der Orbitalwand, Verdrängung des Bulbus oft nach einer bestimmten Seite. — Fortgepflanzt vom Sinus cavernosus: Eitrige Thrombose des Sinus und der Orbitalgefäße. — Metastatisch: Pyämie, Sepsis, Typhus, Skarlatina, Variola, Meningitis.

b) Tenonitis. P r i m ä r: Gicht, Influenza, Rheumatismus, — S e k u n d ä r nach Iridozyklitis (besonders traumatica), Panophthalmitis. Traumatisch (Operationen, besonders Schieloperationen).

c) Thrombose des Sinus cavernosus: Marantisch. — Infektiös: Bei Orbitalphlegmone, Karies des Felsenbeines, Erysipel, Tonsillitis, Zahnkaries. — Metastatisch: Besonders Pyämie und akute Infektionskrankheiten.

d) Panophthalmitis (= Eitrige Iridochorioiditis). Endogene: Metastatisch (Pyämie, Meningitis, Orbitalphlegmone). — Ektogene: Perforierende Bulbusverletzungen (Operationen), Hornhautgeschwüre, Hornhautfistel, zystoide Vernarbung (sogenannte Spätinfektion).

Enophthalmus.

1. Nach Schrumpfung von orbitalem Exsudat, nach Orbitalphlegmone;

2. bei Sympathikuslähmung, hier geringgradig;

3. posttraumatisch durch Schrumpfung des orbitalen Fettgewebes.

Verletzungen der Orbita.

Bei Verletzungen des Orbitalinhaltes sind meistens auch die Lider und der Augapfel sowie die Augenmuskeln mitbetroffen. Isolierte Verletzungen durch stumpfe Gewalt können Bluterguß oder Lufteintritt in das orbitale Zellgewebe bewirken (Haematoma orbitae, Emphysema orbitae). Verletzungen durch Fremdkörper erfolgen dann, wenn diese zwischen Augapfel und knöcherner Augenhöhlenwand eindringen. Es können auch Projektile bei seitlicher Schußrichtung in der gleichseitigen oder gegenüberliegenden Orbita stecken bleiben. Die Bulbi zeigen dann in der Regel die Veränderungen einer direkten oder indirekten Gewalteinwirkung (Zerreißung der Sklera, der Chorioidea, der Retina, des Optikus, Hämophthalmus, Augenmuskellähmungen.)

Bei primärer oder sekundärer Infektion der Orbitalwunden kommt es zur Cellulitis orbitalis, zu Orbitalabszeß oder zu Phlegmone der Orbita (siehe Seite 62). Als Spätfolge kann traumatischer Enophthalmus entstehen (siehe Seite 62). Der Nachweis der verletzenden Fremdkörper ist bei metallischer Natur durch die Röntgenuntersuchung leicht zu erbringen; sonst ist man auf vorsichtige Sondierung durch die Wunde angewiesen oder es ist bei langbestehenden, nicht heilenden Fisteln ihre Anwesenheit in der Orbita zu vermuten.

Ein großer, langer, besonders von der temporalen Seite in die Augenhöhle eindringender Fremdkörper (z. B. Holzstock, Daumen bei Raufereien) kann den ganzen Bulbus heraushebeln, so daß er vor der Lidspalte am Sehnerven oder an einem Augenmuskel hängend liegt: Luxatio bulbi traumatica. Bei Geisteskranken wird gelegentlich die vollständige Ausreißung des Augapfels (Avulsio bulbi) beobachtet.

Übersichtliche Zusammenstellung der durch Kontusion der Augengegend möglichen Veränderungen.

Lider: Blutunterlaufungen, Emphysem, Wunden.

Orbitalrand: Frakturen mit oder ohne Dislokation der Bruchstücke.

Bindehaut: Ekchymosen, Wunden.

Bulbus als Ganzes: Exophthalmus durch Bluterguß in die Augenhöhle oder durch Luftemphysem, pulsierender Exophthalmus, Strabismus paralyticus; als Spätfolge Enophthalmus.

H o r n h a u t: Erosion, wenn mit Infektion, dann Geschwüre oder Infiltrate, Durchblutung, Kontusionstrübung, Ruptur.

L e d e r h a u t: Ruptur.

V o r d e r k a m m e r. Blutaustritt.

I r i s: Iridodialyse, radiäre Sphinkterrisse, Aniridie, Mydriasis.

L i n s e: Trübungen, Subluxation, Luxation.

N e t z h a u t u n d A d e r h a u t: Blutungen, Abhebung, Zerreißung, Netzhauttrübung, Lochbildung.

S e h n e r v: Quetschung, Kompression, Zerreißung; nach einiger Zeit deszendierende Atrophie.

Brillenbestimmung.

Die Brille ist ein Sehbehelf, der, ganz allgemein gesprochen, dazu dient, die Sehschärfe eines Auges zu verbessern. Zunächst sind zwei grundlegende Fragen zu erörtern: erstens, was versteht man unter Sehschärfe eines Auges, zweitens, wovon hängt der Grad der Sehschärfe ab?

Die Sehschärfe ist der meßbare Ausdruck einer der wichtigsten Funktionen des Auges, des Formensinnes. Die Wahrnehmung der Form hängt von zwei Bedingungen ab, nämlich von der Abbildung eines Gegenstandes der Außenwelt auf der Netzhaut und von der Fähigkeit, dieses Bild in seinen Einzelheiten zu erfassen, es aufzulösen. Die Sehleistung ist daher das Maß sowohl für die Schärfe des Netzhautbildes, als auch für die Perzeptionsfähigkeit der Netzhaut. Im folgenden haben wir uns nur mit dem ersten Punkte, mit der Schärfe des Netzhautbildes, zu befassen.

Die Brechungszustände des menschlichen Auges.

Die Abbildung im Auge erfolgt nach physikalischen Gesetzen wie in einem photographischen Apparate. Die aus dem Raume ins Auge einfallenden Strahlen werden durch die brechenden Medien des Auges (Hornhaut, Linse), den sogenannten dioptrischen Apparat, der dem Objektiv der Kamera entspricht, gebrochen und auf der lichtempfindlichen Netzhaut (analog der photographischen Platte) zu einem je nach dem Brechungszustande des betreffenden Auges mehr oder weniger scharfen Bilde vereinigt. Der Brechungs- oder Refraktionszustand des Auges ist bestimmt durch das Verhältnis der Brennweite der brechenden Medien zur Achsenlänge des Augapfels. Dieses Verhältnis ist aber ein sehr variables. Wenn der hintere Brennpunkt des optischen Systems im vollständigen Ruhezustande des Auges mit der Netzhaut zusammenfällt, so nennen

wir das Auge emmetropisch. Emmetropie (E), die als normale Refraktion bezeichnet wird (nebenbei bemerkt ganz
zu Unrecht, weil nachgewiesenermaßen weitaus der größte Teil
der Neugeborenen hypermetropisch und nur ein geringer Per-
zentsatz wirklich emmetropisch ist), ist somit der Brechungszustand, bei dem parallel auffallende, aus der Unendlichkeit
kommende Strahlen auf der Netzhaut zu einem scharfen Bilde
vereinigt werden. Der Emmetrope (Normalsichtige,
Rechtsichtige) sieht also mit vollständig ru-
hendem Auge ferne Gegenstände deutlich.

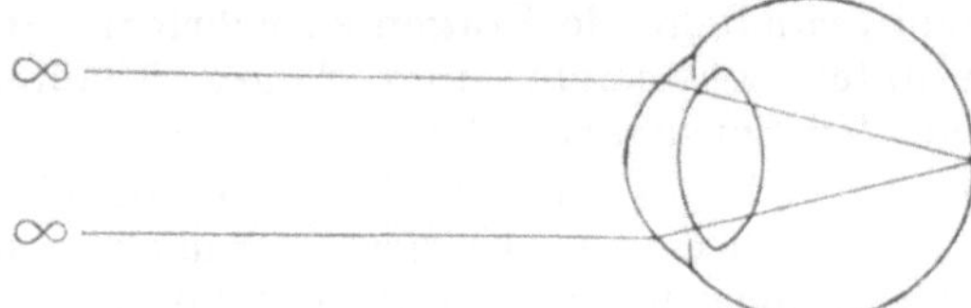

Abbildung 2. Schematische Darstellung der Abbildung ferner Gegenstände im emmetropischen Auge.

Ist jedoch die Brechkraft des dioptrischen Apparates im
Verhältnisse zur Achsenlänge zu stark oder die Achsenlänge
im Verhältnisse zur Brechkraft zu groß, dann fällt der Vereinigungspunkt der parallel auffallenden Strahlen vor die Netzhaut,
der Treffpunkt der Strahlen mit der Netzhaut ist somit nicht ein
mathematischer Punkt, sondern ein Kreis, ein sogenannter Zerstreuungskreis (Z in Abbildung 3); das Auge ist kurzsichtig, myopisch, und zwar unterscheiden wir nach dem
Vorhergesagten eine Brechungs- und eine Achsen-
myopie, welch letztere weitaus die häufigste ist. Es kann daher ein solches kurzsichtiges Auge nur die aus naher Entfernung herkommenden Strahlen zu einem deutlichen Bilde vereinigen. Es sieht nur naheliegende Gegenstände scharf; ferne
Objekte erscheinen unscharf, weil sie in Zerstreuungskreisen
gesehen werden.

Über die Ursachen der Myopie wissen wir nur so
viel, daß sie zweifellos ein vererbbarer Fehler des Auges ist.
Nur äußerst selten besteht sie schon bei der Geburt, wohl aber
haben oft Kinder myopischer Eltern die Anlage zum Entstehen
der Kurzsichtigkeit in den Augen und diese entwickelt sich
dann, wenn das Kind beginnt, mehr in der Nähe zu sehen. Fer-

ner ist bekannt, daß in den Schulen mit den höheren Klassen und den in ihnen an die Augen gestellten vermehrten Ansprüchen die Zahl der kurzsichtigen Schüler beständig zunimmt; auf dem Lande ist sie weniger verbreitet als in den Städten, unter den gelehrten Berufen häufiger als unter Arbeitern und Handwerkern. Auch führen krankhafte Veränderungen der Augen, welche die Sehschärfe herabsetzen, wie z. B. Hornhautnarben, Schichtstar usw zur Kurzsichtigkeit.

Von diesen Erfahrungen und Tatsachen ausgehend, ist auch in gewissem Sinne eine P r o p h y l a x e d e r K u r z s i c h t i g k e i t möglich. Sie bezieht sich auf die Beleuchtung der Arbeitsplätze, die richtige Körperhaltung bei der Nahearbeit, entsprechenden Druck der Schulbücher, Reform der Lehrpläne, Steigerung der sportlichen Betätigung usw. Eine große Rolle spielt

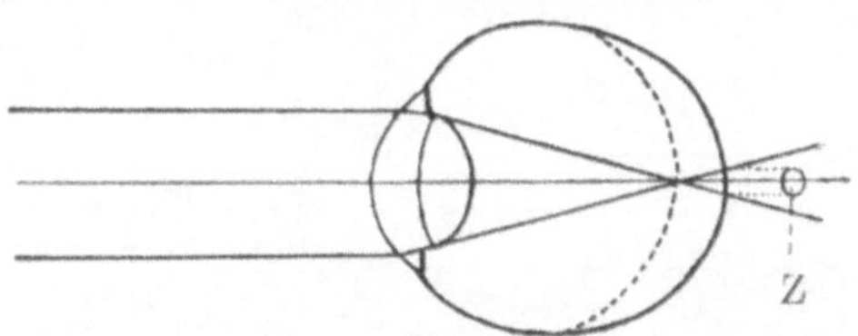

Abbildung 3. Schematische Darstellung des Strahlenganges im kurzsichtigen Auge. Die punktierte Bogenlinie entspricht in dieser und den folgenden Abbildungen der Kontur des emmetropischen Auges.

in dieser Beziehung auch die B e r u f s w a h l. Der Kurzsichtige soll keinen Beruf ergreifen, der mit schwerer und langandauernder Nahearbeit verbunden ist. In manchen Fällen von sehr starker Kurzsichtigkeit (über 16 D) ist endlich die Entfernung der Linse oft mit gutem Erfolge durchgeführt werden. Neuestens werden auch Kontaktgläser (Seite 88) vorteilhaft verwendet.

Man kann 3 Arten von Myopie unterscheiden:

1. die in der Jugend durch anstrengende Beschäftigung in der Nähe erworbene, die gewöhnlich nicht hochgradig ist und nach der Pubertät nicht mehr zunimmt;

2. die Myopie des Kindesalters, die auf ererbter, angeborener Grundlage beruht, frühzeitig beginnt, oft noch jenseits des Pubertätsalters fortschreitet und hohe Grade erreichen kann;

3. die hochgradige Kurzsichtigkeit, die mit krankhaften Veränderungen (Glaskörpertrübungen, Schwund der Aderhaut

um den Sehnerveneintritt und im gelben Flecke, Netzhautabhebung) einhergeht. Diese Art der Myopie ist eine schwere Erkrankung des Auges und bedarf dringend größter Schonung und augenärztlicher Behandlung; mit Brillen ist hier kaum etwas zu erreichen.

Das Gegenteil vom kurzsichtigen ist beim w e i t s i c h t i g e n (h y p e r m e t r o p i s c h e n) Auge der Fall. Hier ist entweder die Brechkraft verhältnismäßig zu schwach oder die Augenachse relativ zu kurz (B r e c h u n g s-, A c h s e n h y p e r m e t r o p i e). Parallel auffallende Strahlen vereinigen sich erst hinter der Netzhaut. Ihr Durchtrittspunkt durch die Netzhaut ist ebenfalls ein Zerstreuungskreis. Im ruhenden weitsichtigen Auge könnten also nur konvergent auffallende Strahlen zu einem scharfen Bilde vereinigt werden; diese gibt es

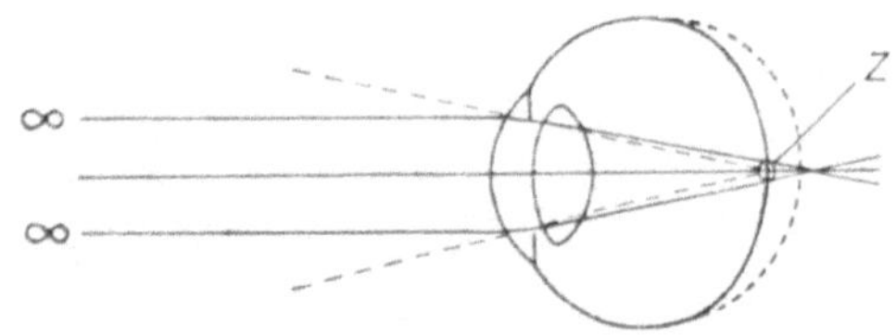

Abbildung 4. Schematische Darstellung der Vereinigung parallel einfallender, von entfernten Gegenständen kommender Strahlen h i n t e r der Netzhaut des hypermetropen Auges. Nur konvergent einfallende (gestrichelt gezeichnete) Strahlen vereinigen sich im weitsichtigen Auge ı n der Netzhaut. Die punktierte Bogenlinie entspricht in dieser und den folgenden Abbildungen der Kontur des emmetropischen Auges.

aber in der Natur nicht, denn jede Lichtquelle, jeder beleuchtete Gegenstand sendet ja divergente Strahlen aus. E s k a n n d a h e r e i n i n v o l l k o m m e n e m R u h e z u s t a n d e b e f i n d l i c h e s w e i t s i c h t i g e s A u g e w e d e r f e r n e, n o c h n a h e G e g e n s t ä n d e d e u t l i c h s e h e n.

Die Kurz- und die Weitsichtigkeit (My und H) werden als A m e t r o p i e n (Fehlsichtigkeit) oder als R e f r a k t i o n s(B r e c h u n g s-) A n o m a l i e n bezeichnet.

Außer diesen gibt es noch eine viel kompliziertere Anomalie der Brechung, nämlich den A s t i g m a t i s m u s, der darin besteht, daß das von einem Objektpunkte ausgehende Strahlenbüschel im Auge so gebrochen wird, daß es sich überhaupt nirgends zu einem Punkte, sondern bestenfalls zu einer Linie (sog.

Brennlinie) vereinigt. Der Astigmatismus kommt immer zu der bestimmten Grundrefraktion des Auges hinzu. Es hat also das astigmatische Auge sozusagen in zwei verschiedenen, gewöhnlich aufeinander senkrecht stehenden Meridianen zwei verschiedene Refraktionen, z. B. Emmetropie und Hypermetropie, oder Emmetropie und Myopie, oder Hypermetropie und Myopie, oder in dem einen Meridian eine geringe, in dem anderen eine stärkere Myopie oder Hypermetropie.

Wir unterscheiden zunächst einen unregelmäßigen und einen regelmäßigen Astigmatismus. Beim unregelmäßigen Astigmatismus erfolgt die Brechung ganz ohne Gesetzmäßigkeit und ist auch gar nicht oder nur höchst mangelhaft, am ehesten noch mit Hilfe eines Kontaktglases zu bessern. Der unregelmäßige Astigmatismus ist die Folge von Narben nach entzündlichen Hornhautprozessen (Keratitis, Ulcus corneae, Pannus), Verletzungen der Hornhaut, Erkrankungen der Linse (Cataracta incipiens, secundaria, Subluxation), Verbildungen der Hornhaut oder Linse (Kerato-, Lentikonus). Die Sehschärfe ist sehr stark herabgesetzt, manchmal besteht auch monokuläre Polyopie. Beim regelmäßigen Astigmatismus gehen die durch die beiden Hauptmeridiane einfallenden Strahlen durch zwei Brennlinien, die ebenso wie die Meridiane zumeist senkrecht aufeinander stehen und entsprechend der in dem betreffenden Meridiane vorhandenen Brechkraft vor, in oder hinter der Netzhaut gelegen sind. Stehen die beiden Hauptmeridiane aufeinander senkrecht, und zwar vertikal und horizontal und ist der schwächer brechende Hauptmeridian horizontal, so haben wir einen Astigmatismus directus oder nach der Regel vor uns. Ist der stärker brechende Meridian horizontal, so heißt der Astigmatismus inversus oder gegen die Regel. In seltenen Fällen können die Meridiane zwar aufeinander senkrecht, aber nicht vertikal und horizontal, sondern schief stehen; ausnahmsweise können sie auch miteinander keinen rechten Winkel bilden. Nach der Refraktion in den einzelnen Meridianen unterscheiden wir einen einfachen und zusammengesetzten hypermetropischen oder myopischen Astigmatismus, je nachdem die Refraktion in einem Meridiane Emmetropie, in dem anderen Hypermetropie oder Myopie oder in beiden allerdings ungleich stark Hypermetropie oder Myopie ist. Der regelmäßige Astigmatismus liegt gewöhnlich in der Hornhaut und kann angeboren oder erworben sein. Der angeborene findet sich sehr häufig und meistens ist er nach der Regel; geringe Grade des angeborenen Astigmatismus sind physiologisch. Der erworbene Astigmatismus kommt vor nach bulbuseröffnenden Operationen Iridektomien, Cataractextraktionen), selten durch unregelmäßige Krümmung oder Schiefstand der Linse. Der Astigmatismus ist ein ausgesprochen vererbbarer Augenfehler, der die Sehleistung stark herabsetzt und dadurch zu Annäherung der Nahearbeit und zur Ermüdung führt. Der Astigmatismus ist mit Hilfe des K e r a t o s k o p s von Placido leicht zu erkennen. Es besteht aus einer weißen Pappscheibe, auf der sich konzentrische schwarze Kreise befinden; im Mittelpunkt der Kreise ist eine Lücke, in die hinten eine Röhre mit einer Lupe eingesetzt ist. Der Beobachter hält das Instrument frontal und sieht durch die Röhre auf der Hornhaut des mit dem Rücken zum Fenster stehenden Patienten das aufrechte verkleinerte Bild der Scheibe. Erscheinen die Kreise im Spiegelbild ohne Fehler, dann besteht sphärische Krümmung der Hornhaut; bei regelmäßigem Astigmatismus sind die Kreise zu Ellipsen, bei unregelmäßigem jedoch ganz regellos verzerrt. Zur genauen Messung der Stärke und Achsenrichtung des Astigmatismus dient das O p h t h a l m o - m e t e r (von Javal-Schiötz u. a.).

Korrektur der Refraktionsanomalien.

Das Korrigieren einer Refraktionsanomalie besteht darin, daß sie in Emmetropie übergeführt wird, wodurch das Auge in den Stand gesetzt ist, aus der unendlichen Ferne kommende, parallele Strahlen auf der Netzhaut zu einem scharfen Bilde zu vereinigen. Dies wird durch Vorsetzen von Glaslinsen erreicht.

Die Brechkraft einer Linse wird in Dioptrien (D) ausgedrückt; als Maßeinheit gilt die Brechkraft einer Meterlinse, d. h. einer Linse von 1 m = 100 cm Brennweite; da die Brechkraft der reziproke Wert der Brennweite ist (je größer die Brennweite, desto kleiner die Brechkraft), hat eine Linse von 2 D. eine Brennweite von ½ m = 50 cm, eine Linse von 10 D. eine Brennweite von 10 cm usw.

Wir unterscheiden K o n k a v- (Zerstreuungs-) und K o n - v e x- (Sammel-) l i n s e n, die entweder auf einer Fläche plan

geschliffen sind (plankonkave, plankonvexe Linsen) oder auf
beiden Seiten die gleiche sphärische Krümmung haben (bikonkave, bikonvexe Linsen). Am meisten sind aber die d u r c h g e -
b o g e n e n G l ä s e r in Verwendung (p e r i s k o p i s c h e Gläser oder M e n i s k e n), deren eine Fläche konvex, die andere
konkav ist. Ist die konvexe Fläche stärker gekrümmt als die
konkave, so hat die Linse eine zerstreuende Wirkung und umgekehrt. Die durchgebogenen Gläser haben den großen Vorteil,
daß auch bei schiefem Durchblick durch die Linse die sonst vorhandene Verzerrung der Objekte zum großen Teil vermieden
ist, sie heißen daher auch p u n k t u e l l a b b i l d e n d e Linsen.
Die konkaven Gläser werden durch ein —, die konvexen durch
ein + Zeichen gekennnzeichnet.

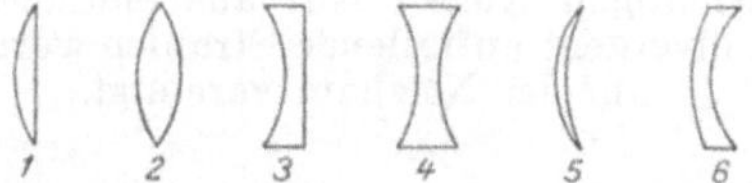

Abbildung 5. Durchschnitt durch 1) eine plankonvexe, 2) bikonvexe,
3) plankonkave, 4) bikonkave Linse, 5) einen konvexen und 6) einen
konkaven Meniskus.

Die Art einer vorliegenden Linse läßt sich sehr leicht
erkennen, wenn man sie einige Zentimeter vom Auge entfernt
langsam hin und herbewegt und auf ein fernes Objekt sieht. Bewegt sich dieses in gleichem Sinne wie das Glas und erscheint
es verkleinert, dann handelt es sich um ein Konkavglas, bei
entgegengesetzter Bewegung und Vergrößerung des Objektes
um ein Konvexglas.

Die Stärke einer Linse wird am einfachsten bestimmt durch
die Neutralisation: man sucht aus dem Brillenkasten jene Linse,
welche die Brechkraft der zu untersuchenden aufhebt, so daß die
Kombination dann wie ein Planglas wirkt, keine Bewegung und
Größenveränderung des betrachteten entfernten Objektes eintritt.

Vergegenwärtigen wir uns, daß im myopischen, zu lang
gebauten Auge der Vereinigungspunkt der parallelen Strahlen vor die Netzhaut fällt, und zwar selbstverständlich je
größer die Myopie ist, desto mehr. Nur die von einem nahe vor
dem Auge gelegenen Punkte ausgehenden Strahlen werden auf
der Netzhaut des ruhenden Auges vereint; dieser Punkt ist der

sogenannte F e r n p u n k t (F in Abbildung 6). Seine Entfernung vom Hornhautscheitel, in Dioptrien umgerechnet, gibt den Grad der Myopie an. Ein Beispiel: Der Fernpunkt (p. r. = punctum remotum) liegt in 50 cm vor dem Auge, dann besteht eine

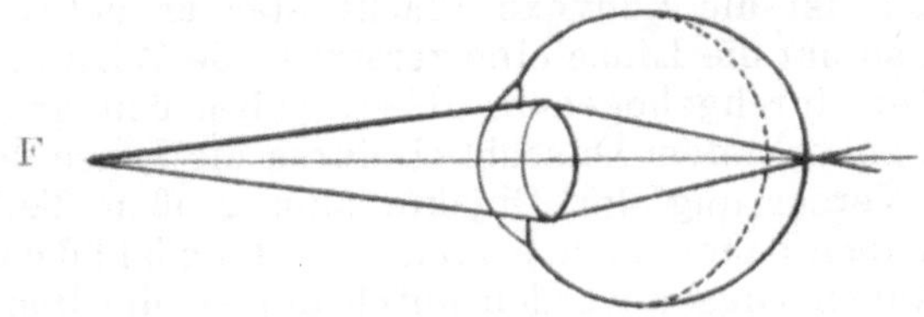

Abbildung 6. Schematische Darstellung der Abbildung nahegelegener Gegenstände im kurzsichtigen Auge. Nur aus endlicher, der Fernpunktsdistanz, kommende, divergent auffallende Strahlen werden in einem Punkte auf der Netzhaut vereinigt.

Myopie von 2 D. usw. Es ist nun leicht einzusehen, daß zur Erlangung eines scharfen Bildes e n t f e r n t e r Gegenstände, also des Zusammenfallens des Vereinigungspunktes der Strahlen mit der Netzhaut, die parallelen Strahlen vor ihrem Auftreffen auf die Hornhaut so divergent gemacht, zerstreut werden müssen, als ob sie von dem Fernpunkte her kämen. Die dazu nötige Konkavlinse entspricht dem Fernpunktabstande (Abbildung 7).

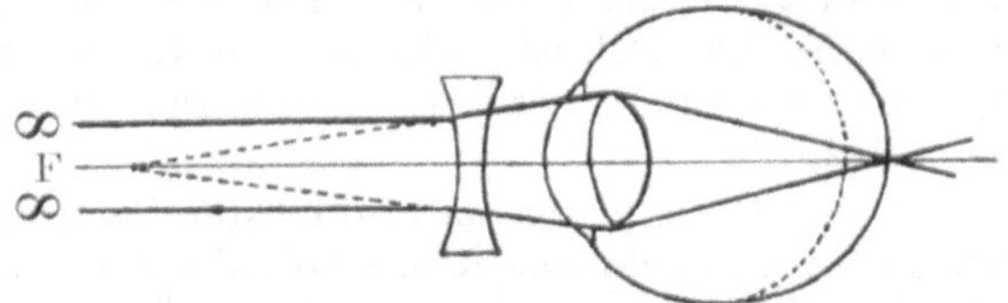

Abbildung 7. Schematische Darstellung der Abbildung entfernter Gegenstände im korrigierten kurzsichtigen Auge. Durch die Konkavlinse wird die Richtung der parallelen Strahlen so verändert, als ob sie von dem Fernpunkt F herkämen.

Bei der Hypermetropie liegen die Verhältnisse umgekehrt. Parallele Strahlen würden sich wegen des Kurzbaues des Auges oder zu schwacher Brechung des dioptrischen Apparates erst hinter der Netzhaut (A in Abbildung 8) treffen. Sie müssen daher vor ihrem Eintritte in das Auge so stark konvergent gemacht, gesammelt werden (s s in Abbildung 8), daß sie in ihrer gedachten Verlängerung nach dem hinter dem Auge gelegenen Fernpunkte hinzielen. Dazu ist eine akkommodative Linsenänderung (siehe Seite 77) oder eine Konvexlinse nötig.

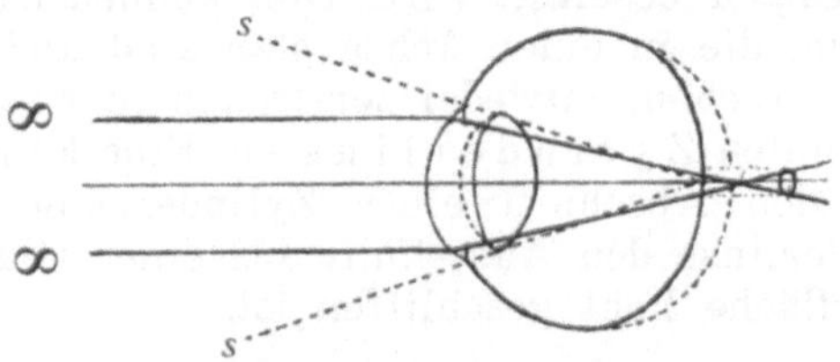

Abbildung 8. Schematische Darstellung des Strahlenganges im weitsichtigen Auge. Der sichelförmige, durch eine punktierte Linie begrenzte Abschnitt auf der Vorderfläche der Linse stellt die schon für das deutliche Fernsehen erforderliche akkommodative Linsenänderung dar.

Noch mehr gilt das für das deutliche Sehen nahegelegener Gegenstände (Abbildung 9).

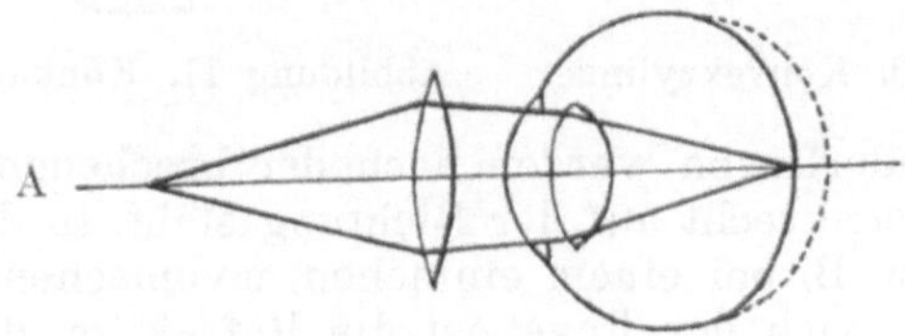

Abbildung 9. Schematische Darstellung der Abbildung des nahegelegenen Objektes A auf der Netzhaut des weitsichtigen Auges mit Hilfe der vorgesetzten Bikonvexlinse (Brille).

Mathematisch genau stimmt die Brennweite der Korrektionslinse mit dem Fernpunktsabstande nicht überein, da ja das korrigierende Brillenglas nicht direkt der Hornhaut aufsitzt, sondern ungefähr 12 mm entfernt von ihr getragen wird; sie muß daher bei Konkavlinsen um diesen Betrag kleiner und bei Konvexlinsen größer sein als der Fernpunktsabstand. Diese Differenz beträgt jedoch erst bei 6 D. eine halbe, bei 9 D. eine D. Mit der Entfernung der Brille vom Auge wächst der Unterschied zwischen dem Brechwerte des Korrektionsglases und dem Grade der Ametropie, aber auch die Vergrößerung durch das Konvex-, die Verkleinerung durch das Konkavglas. Der Hypermetrop wird daher sein Glas, wenn es zu schwach ist, vom Auge entfernen, der Myop es an das Auge andrücken, was man oft beobachten kann.

Die Korrektion eines Astigmatismus besteht darin, daß der nach Ausgleich der Grundrefraktion übrigbleibende Rest durch entsprechende Gläser beseitigt wird. Dies können natürlich nur Linsen bewirken, die in einer Achse plan sind und in der anderen sphärisch brechen, entweder zerstreuen oder sammeln; das sind die sogenannten Z y l i n d e r l i n s e n. Eine konvexe Zylinderlinse stellt den Abschnitt eines Zylindermantels dar, die konkave Zylinderlinse den Ausschnitt aus einer Glasplatte, die auf einer Oberfläche hohl geschliffen ist.

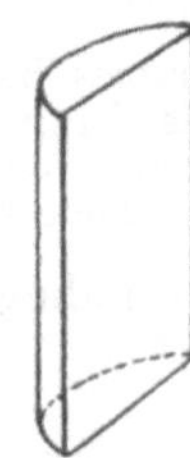 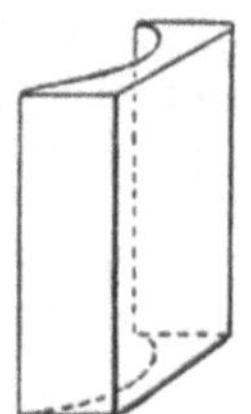

Abbildung 10. Konvexzylinder   Abbildung 11. Konkavzylinder.

Die Zylinderlinsen werden nach der brechenden Achse bezeichnet, die senkrecht auf der Richtung steht, in der die Linse nicht bricht, z. B. bei einem einfachen, myopischen Astigmatismus von 3 D nach der Regel ist die Refraktion des Auges in

den Hauptmeridianen $\dfrac{\mid My\,3}{\mid}$ E; das korrigierende Glas ist ein Zylinder von — 3 D mit horizontaler Achse.

Bei einem zusammengesetzten, z. B. hypermetropischen Astigmatismus nach der Regel von $\dfrac{\mid H\,2}{\mid}$ H 5 (2 + 3) wird zunächst die Grundrefraktion + 2 durch ein sphärisches Konvexglas von 2 D korrigiert und dieses dann mit einem + Zylinder von 3 D mit vertikaler Achse kombiniert.

Bestimmung der Sehschärfe.

Die Prüfung der Sehleistung eines Auges für die Ferne geschieht mit Hilfe von Sehprobentafeln, die aus einzelnen Antiquabuchstaben, Ziffern, Haken oder auf einer Seite offenen

Ringen (für Analphabeten), für Kinder auch aus Bildern von alltäglichen, ihnen geläufigen Gegenständen bestehen, die in Zeilen angeordnet sind. In jeder Zeile sind gleichgroße Zeichen. Die Höhe der einzelnen Zeichen in den Zeilen nimmt jedoch von oben nach unten ab und ist immer so gewählt, daß sie von einem Auge mit normaler Sehleistung in entsprechender Entfernung unter einem Gesichtswinkel von fünf Minuten gesehen werden. Diese ist über oder neben den Zeilen angegeben. Solche Sehprobentafeln sind von Snellen, Ammon u. a. angegeben.

Die Konstruktion der Sehprobentafeln rührt von Snellen her und beruht auf dem kleinsten Gesichtswinkel (minimum separabile) von einer Minute, unter dem zwei parallele Linien vom Auge noch als solche erkannt werden. Jedes auf den Sehprobentafeln stehende Zeichen ist in ein Quadrat eingeschrieben, dessen Seiten in fünf Teile geteilt sind und das unter einem Gesichtswinkel von fünf Minuten gesehen wird. Es erscheint daher jedes Teilquadrat unter einem Winkel von einer Minute und zur richtigen Erkennung ist es notwendig, daß die Einzelheiten gut wahrgenommen werden.

Die Sehprüfung wird nun praktisch so angestellt, daß sich der zu Untersuchende in einer Entfernung von sechs Metern von den gut und gleichmäßig beleuchteten Sehprobentafeln befindet und nun Zeile für Zeile liest. Die kleinste Reihe, die er noch vollständig deutlich wahrnimmt, ist das Maß für die Sehleistung. Sie wird immer durch einen Bruch ausgedrückt, dessen Zähler die Entfernung ist, in der gelesen wurde, und dessen Nenner die Entfernung ist, in der die betreffende Zeile noch von einem normalen sehtüchtigen Auge gelesen werden soll; also z. B. wird die Zeile 6 in 6 m richtig gelesen, dann ist die Sehschärfe 6/6 = 1, normal; 6/18 = $^1/_3$ Sehschärfe bedeutet, daß die Zeile, die ein vollsichtiges Auge in 18 m liest, von dem Untersuchten erst in 6 m gelesen wurde. Es ist natürlich ganz falsch sich mit 6/6 = 1 Sehschärfe zu begnügen, da dieser Wert nur ein ganz konventioneller ist und es sehr viele Menschen gibt, die eine Sehschärfe von 6/5 und noch mehr haben.

Steht dem Arzte in seinem Untersuchungsraume nicht die Länge von 6 m zur Verfügung, so kann er sich leicht auf andere Art helfen; entweder er benützt Sehprobentafeln, auf welchen auch Zeilen enthalten sind, die ein Auge mit voller

Sehschärfe in 3, 2, 1 m liest und setzt den zu Untersuchenden dann in drei Metern Entfernung vor die Tafel, oder er bringt in drei Metern Abstand in Gesichtshöhe des Prüflings einen großen Spiegel an, während die Sehprobentafeln über dessen Kopfe hängen, und läßt das Spiegelbild der Tafel lesen. Hier müssen natürlich die Buchstaben- und Zifferntafeln in Spiegelschrift gedruckt sein. Es ist ferner notwendig, daß die Beleuchtung der Tafeln immer dieselbe und eine möglich gleichmäßige ist. Dazu ist u. a. eine sehr praktische Vorrichtung von Roth angegeben worden (die aus einem Kasten besteht, dessen Innenseiten mit Spiegeln ausgelegt sind).

Ist die Sehschärfe des untersuchten Auges nicht einmal 6/60, so läßt man den Kranken entweder näher an die Tafel herantreten und findet dann z. B. eine Sehschärfe von $^2/_{36}$ oder $^1/_{24}$ oder man läßt die vor einem dunklen Hintergrund gehaltenen ausgespreizten Finger der Hand zählen und bestimmt die größte Entfernung, in der das ohne Fehler möglich ist. Ist die Sehschärfe soweit gesunken, daß nicht einmal Finger vor dem Auge gezählt werden können, dann prüft man, ob Handbewegungen wahrgenommen werden und, wenn auch das nicht mehr geht, das q u a n t i t a t i v e S e h e n also ganz geschwunden ist, untersucht man das q u a l i t a t i v e S e h e n, nämlich die Unterscheidung von hell und dunkel, was mit einer abwechselnd abgedeckten und freigegebenen Kerzenflamme in verschiedener Entfernung durchgeführt wird. Fehlt auch die Lichtempfindung, dann ist das Auge blind.

Zur Prüfung der Sehschärfe in der Nähe dienen zusammenhängende sinnvolle Wortfolgen, die in verschiedenen großen Antiqua- oder Frakturbuchstaben gedruckt sind; auch Haken- oder Zahlenreihen werden verwendet. Diese sind so gewählt, daß ein Auge mit voller Sehschärfe sie in einer bestimmten, über jedem Absatze angegebenen Maximalentfernung fließend lesen kann. Solche L e s e p r o b e n sind von Jäger, Snellen, Nieden, Birkhäuser u. a. herausgegeben. Sie werden aber hauptsächlich zur Messung des Akkommodationsvermögens benützt. Darüber soll in folgendem gesprochen werden.

Akkommodation.

Wir haben uns bisher nur mit dem Sehen in die Ferne beschäftigt und die Brechung der von fernen Objekten kommenden,

parallel auf das Auge fallenden Strahlen bei den verschiedenen
Refraktionszuständen verfolgt. Es ist klar, daß von nahe gelegenen Gegenständen kommende, also divergente Strahlen nur
vom ruhenden kurzsichtigen Auge in der Netzhaut vereinigt
werden können und das auch nur dann, wenn sie aus dem der
betreffenden Myopie zugehörigen Fernpunkte kommen. Im emmetropischen und hypermetropischen Auge würden, wenn es in
Ruhe bleibt, diese Strahlen erst weiter hinten in einem Punkte
zusammentreffen. Sie müssen also, um sich wieder auf der Netzhaut zu vereinigen, stärker gebrochen werden. Diese Anpassung
an die verschiedene Entfernung der fixierten Gegenstände
nennt man Akkommodation. Sie besteht darin, daß die Linse

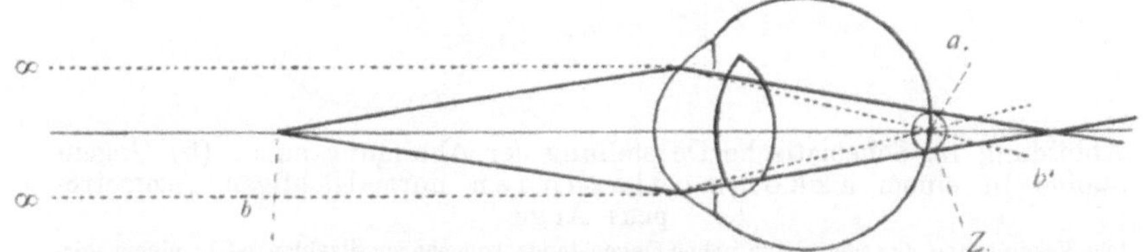

Abbildung 12. Schematische Darstellung der Abbildung entfernter (∞)
und naher (b) Gegenstände in einem ruhenden normalsichtigen
(emmetropen) Auge. Die von dem nahegelegenen Punkte b auf das Auge
auffallenden Strahlen werden erst hinter der Netzhaut im Punkte b'
vereinigt, sie schneiden die Netzhaut im Zerstreuungskreise Z.

sich stärker wölbt und ihr sagittaler Durchmesser größer wird,
daher ihre Brechkraft zunimmt. Die Linse wird in ihrer Ruhelage durch ein aus radiären, zu ihrem Rande verlaufenden
Fasern gebildetes Aufhängeband, die Zonula Zinni erhalten, das sich an dem Ziliarkörper ansetzt. Wenn sich nun
der in diesem gelegene, aus ringförmigen und meridionalen
Muskelbündeln zusammengesetzte glatte Ziliar- oder
Akkommodationsmuskel willkürlich zusammenzieht,
so wird dadurch die Zonula erschlafft, die Linse wird sich dank
ihrer Elastizität mehr der Kugelgestalt nähern, die Linsen-
flächen werden sich stärker wölben und ihre Brechkraft wird
zunehmen, wodurch der Vereinigungspunkt der Strahlen in die
Netzhaut zu liegen kommt. Das Auge ist also sozusagen durch
die Akkommodation imstande, sich im Bedarfsfalle die jeweils
erforderliche Konvexlinse selbst zu schaffen. Das Akkommoda-

tionsvermögen hat aber begreiflicherweise seine natürliche Grenze. Diese ist gegeben durch den **Nahepunkt** (punctum proximum = p. p.) auf den sich das Auge bei äußerster Anstrengung der Akkommodation einstellen kann. Das **Akkommodationsvermögen** wird durch die Linse dargestellt, welche das Auge benötigt, um von seinem Fernpunkt auf den Nahepunkt zu akkommodieren. Die Entfernung dieser beiden Punkte, in linearem Maße ausgedrückt, ist die **Akkommodationsbreite.** Es sind nun folgende Tatsachen leicht verständlich:

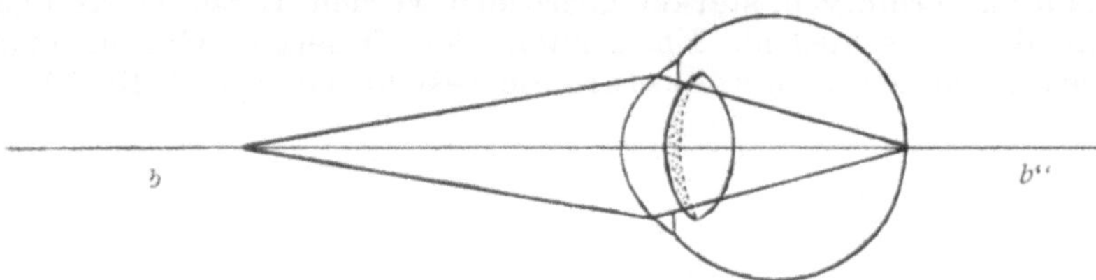

Abbildung 13. Schematische Darstellung der Abbildung naher (b) Gegenstände in einem **akkommodierenden** normalsichtigen (emmetropen) Auge.

Die Vereinigung der von einem nahen Gegenstande kommenden Strahlen ist in einem normalsichtigen Auge nur durch Zunahme der Wölbung (und damit auch der Brechkraft) der Kristallinse möglich. Diese wird durch den punktierten sichelförmigen Teil in der Linse dargestellt. Man beachte auch die größere Dicke der Linse im Vergleiche zu Abbildung 2.

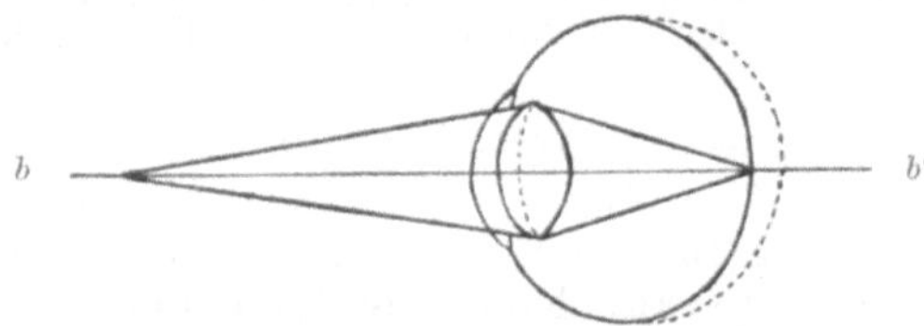

Abbildung 14. Schematische Darstellung des Strahlenganges im **akkommodierenden** weitsichtigen Auge; der von der punktierten Linie begrenzte Anteil der Linse stellt die durch die Akkommodation bewirkte Dickenzunahme und damit vermehrte Brechkraft dar.

1. Mit Hilfe der Akkommodation kann sich das emmetropische Auge bis auf seinen Nahepunkt einstellen, z. B. von ∞ auf 10 cm.

2. Der Hypermetrope hat bereits zum Sehen in die Ferne eine Akkommodationsanstrengung nötig, weil er ja die parallelen Strahlen konvergent machen muß (Abbildung 18). Sein

Ziliarmuskel kommt also niemals zur Ruhe, das hypermetropische Auge ist niemals in Ruhestellung.

3. Im Gegensatze dazu wird der Myop seine Akkommodation nur in einer kurzen Strecke zu betätigen haben, z. B. bei einer Myopie von 1 D von 100 cm (Fernpunkt) auf 10 cm (Nahepunkt) also im ganzen in einer Ausdehnung von 90 cm; er wird also seine Akkommodation viel seltener in Anspruch nehmen müssen.

Das Akkommodationsvermögen wird so gemessen, daß man die Naheprobe aus der weitesten Entfernung, in der sie schon gesehen wird allmählich bis zu dem dem Auge nächstgelegenen Punkte vorschiebt, in dem sie noch deutlich gelesen werden kann.

Mit zunehmendem Lebensalter verliert die Linse an Elastizität, der Ziliarmuskel an Kraft. Infolgedessen rückt der Nahepunkt vom Auge weg, weil die durch die Akkommodation geschaffene Zusatzlinse nicht mehr so stark ist wie in der Jugend. Um aber dennoch in der Nähe deutlich zu sehen, setzt man die erforderliche Zusatzlinse in Form einer Brille vor das Auge.

Die Akkommodationsbreite beträgt im Alter von

10 Jahren	ungefähr 15 D
20 Jahren	ungefähr 11 D
30 Jahren	ungefähr 9 D
40 Jahren	ungefähr 6 D
50 Jahren	ungefähr 2 D
60 Jahren und darüber	ungefähr 1 D

Solange der Nahepunkt noch innerhalb der für die Naharbeit erforderlichen Entfernung liegt, tritt keine Ermüdung ein. Erst wenn er in die Nähe der Arbeitsdistanz kommt, muß entweder der Gegenstand weitergehalten oder es muß zur Arbeit ein Glas getragen werden. Diese Abnahme der Akkommodation, die eine natürliche Folge des Alters ist, heißt Presbyopie, sie beginnt in der Regel nach dem 40. Jahre. Das für den Presbyopen notwendige Glas hängt nun einerseits vom Alter, anderseits vom Refraktionszustande, endlich von der Entfernung ab, in der er seine Arbeit verrichten muß. Für gewöhnliche Naharbeit (Schreiben, Lesen) wird man im allgemeinen im Alter von 45 Jahren + 1 D, von 50 Jahren + 2 D, von 60 Jahren + 3 D, nach dem 60. Jahre eventuell + 3.5 bis 4 D verordnen. Soll aber die Arbeit in ungefähr 80 bis 100 cm vom Auge entfernt ausgeführt werden (Tischlerei, Drehbank, Zuschneiderei etc.), dann sind um ungefähr 1 D niedrigere Gläser zu geben.

Es soll gleich hier ausdrücklich betont werden, daß die Presbyopie als reine Alterserscheinung selbstverständlich jedes Auge in annähernd gleicher Stärke befällt; es muß daher das presbyopische Glas zum Fernglase des Hypermetropen zugezählt und vom Fernglase des Myopen abgezogen werden; so wird z. B. ein Myop von — 3 mit zunehmenden Alter schwächere Konkavgläser für die Arbeit brauchen und im Alter von 60 Jahren ganz ohne Glas gut lesen können, vorausgesetzt, daß die brechenden Medien klar und durchsichtig, Sehnerv und Netzhaut gesund sind. Der Hypermetrop von 3 D benötigt hingegen mit 50 Jahren + 5 (= 3 + 2) D, mit 60 Jahren + 6 (= 3 + 3) D usw.

Vorgang bei der Bestimmung der Refraktion und Korrektur der Refraktionsanomalien.

Die Bestimmung der Refraktion erfolgt zunächst auf subjektivem Wege, muß aber zur Kontrolle durch objektive Verfahren ergänzt werden. Es muß jedes Auge für sich bei verdecktem anderen Auge untersucht werden, weil oft die Refraktion beider Augen verschieden ist. Wenn auf der Sehprobentafel eine volle Sehschärfe (6/6, 3/3) gefunden wurde, so kann es sich nicht um Myopie, sondern nur um Emmetropie oder Hypermetropie handeln. Besonders bei Jugendlichen kann eine Hypermetropie vorliegen, die aber durch die Akkommodation verdeckt wird. Man setzt daher in jedem Falle zunächst ganz schwache Konvexgläser (+ 0,25 D, + 0,5 D) vor und läßt wieder lesen. Wird mit dem Glase ebenso gut oder besser gesehen, dann ist Weitsichtigkeit vorhanden; man setzt nun immer stärkere Gläser vor, bis ein Umschwung im Sinne einer Verschlechterung eintritt. Das stärkste Konvexglas, mit dem am besten gesehen wird, gibt den Grad der manifesten Hypermetropie an. Die totale Hypermetropie kann aber erst nach Lähmung der Akkommodation durch Atropin gefunden werden. Mit zunehmenden Alter wird die manifeste Hypermetropie immer größer, bis sie nach vollständigem Erlahmen der Akkommodation, ungefähr um das 60. Jahr herum, gleich ist der totalen Hypermetropie. Das weitsichtige Auge muß nämlich schon für das Sehen in die Ferne einen Teil seines gesamten Akkommodationsvermögens beständig in Anspruch nehmen, um deutlich zu sehen. Es kann daher auch dann seine Akkommodation nicht ganz entspannen, wenn sie durch vorgesetzte Konvexlinsen unnötig geworden ist. Es wird also nur ein Teil der ganzen vorhandenen Hypermetropie offenbar, der Rest ist die l a t e n t e, verborgen gebliebene, durch die Akkommodation gedeckte Hypermetropie. Bei höheren Graden von Weitsichtigkeit reicht die Akkommodationskraft manchmal nicht einmal für das Fernsehen aus. Es ist dann die auf der Sehprobentafel bestimmte Fernsehschärfe nicht normal und kann dies erst durch vorgesetzte Konvexgläser werden. Dieser Zustand heißt a b s o l u t e H yp e r m e t r o p i e; bleibt die normale Sehschärfe mit einem bestimmten Konvexglase gleich gut, dann besteht f a k u l t a t i v e H y p e r m e t r o p i e.

Ist die Sehschärfe bei der Fernprobe kleiner als 1, dann liegt, vorausgesetzt, daß kein Astigmatismus und keine krankhaften Veränderungen des Auges bestehen, entweder Hypermetropie oder Myopie vor. Auch da beginnt man die Prüfung mit Vorsetzen von langsam ansteigenden Konvexgläsern; bleibt die Sehschärfe gleich oder wird sie besser, dann ist das Auge weitsichtig und es muß das stärkste Konvexglas gesucht werden, das die Sehschärfe nicht verschlechtert. Man muß nach der Prüfung jedes einzelnen Auges für sich auch beide Augen gleichzeitig untersuchen und man wird bei der Weitsichtigkeit gewöhnlich finden, daß b i n o k u l ä r s t ä r k e r e K o n v e xg l ä s e r v e r t r a g e n w e r d e n a l s m o n o k u l ä r. Diese sind dann zu verordnen. Da bei jungen Individuen die ganze oder der größte Teil der totalen Hypermetropie latent bleibt, ist es unerläßlich, besonders Kinder, immer auch nach künstlicher Lähmung der Akkommodation zu untersuchen, erst dann kann man sich ein Bild über die wirklich vorhandene Gesamtweitsichtigkeit machen.

Zusammenfassend können also für die B r i l l e n v e r o r dn u n g b e i H y p e r m e t r o p i e folgende Richtlinien angegeben werden: so lange ein Hypermetrop bei der Nahearbeit keine Ermüdungserscheinungen von seiten der Augen aufweist, braucht er kein Glas; treten aber Ermüdungserscheinungen auf, dann wird bei jugendlichen Weitsichtigen nur die manifeste Hypermetropie korrigiert. Bei gleichzeitiger Presbyopie, also in späteren Lebensaltern, sind außer den Ferngläsern noch

Nahegläser zu verordnen, welche um den Grad zu verstärken sind, der dem Alter des Untersuchten entspricht (siehe Seite 79).

Es muß hier darauf aufmerksam gemacht werden, daß besonders bei Kindern Weitsichtigkeit oft für Kurzsichtigkeit gehalten wird, weil bei der Nahearbeit die Gegenstände den Augen stark genähert werden. Dies geschieht aber nicht, weil eine Myopie vorliegt, sondern weil durch die Annäherung die Netzhautbilder größer werden. Über die in solchen Fällen wirklich vorhandene Refraktionsanomalie kann man sich sehr leicht Gewißheit verschaffen, wenn man den Augen ein Konvexglas vorhält. Der wirklich Kurzsichtige wird dadurch stärker kurzsichtig und muß die Gegenstände noch näher halten. Der Weitsichtige dagegen wird den Druck nun auch in größerer Entfernung deutlich sehen. Bei sehr herabgesetzter Sehleistung (z. B. 6/60) hat das Vorsetzen schwacher Gläser gar keinen Zweck, denn es kann sich da nur um hohe Grade von Ametropie handeln. Da versucht man sofort stärkere Gläser und steigt rascher.

Es kann vorkommen, daß die Sehleistung für die Nähe relativ viel schlechter ist, als die für die Ferne. Das kommt bei zentralen Trübungen in der Hornhaut und der Linse und bei zentralen Skotomen vor, weil beim Sehen in der Nähe mit der Akkommodation gleichzeitig eine Verengerung der Pupillen stattfindet und die Trübung oder das Skotom nunmehr die ganze Pupille ausfüllt.

Ist mit Konvexgläsern eine Verschlechterung der Sehschärfe bei der Fernprobe eingetreten, dann ist Emmetropie und Hypermetropie auszuschließen und man beginnt mit dem Vorsetzen von schwachen Konkavgläsern und geht allmählich zu stärkeren über. Das s c h w ä c h s t e Konkavglas mit dem die beste Sehschärfe erreicht wird, bezeichnet den Grad der Myopie und ist auch zum Tragen in die Ferne zu verordnen. Für das Nahesehen sind bei schwacher Myopie bis ungefähr 4 D keine Gläser notwendig. In letzter Zeit läßt man aber die v o l l k o r r i g i e r e n d e n Gläser bei Kindern und jugendlichen Personen b e s t ä n d i g tragen, weil durch statistische Erhebungen und langjährige Beobachtungen die Erfahrung gewonnen wurde, daß das Fortschreiten der Myopie im Kindesalter dadurch oft zum Stillstande kommt. Für gewöhnlich wird auch im jugendlichen Alter die Vollkorrektion anstandslos vertragen, wenn es sich um geringe Grade von Myopie handelt. Bei höheren Graden wird sie jedoch als zu stark abgelehnt; dann muß das Naheglas

um ungefähr 3 D schwächer gewählt werden. Tritt im höheren
Alter die Presbyopie ein, dann wird den Jahren entsprechend
die Nahebrille um 1, 2 oder 3 D schwächer sein müssen als die
Fernbrille. Bei Kindern und jugendlichen Personen wird mit
der subjektiven Sehprüfung oft ein zu hoher Grad von Myopie
gefunden. Das beruht darauf, daß der myope Jugendliche seine
Akkommodation, die er bei der Nahearbeit zu stark angestrengt
hat, nicht genügend entspannen kann. Daher muß durch Atropin
oder Homatropin die Akkommodation zur richtigen Bestimmung
der tatsächlich vorhandenen Kurzsichtigkeit gelähmt werden.
Im Gegensatze zur Hypermetropie wird bei der binoculären
Sehprüfung myopischer Augen ein s c h w ä c h e r e s Korrek-
tionsglas gefunden als bei der monoculären.

Wenn weder mit Konvex-, noch mit Konkavgläsern eine
wesentliche Verbesserung der Sehschärfe zu erreichen ist oder
bei der Prüfung auf der Sehprobentafel in den Zeilen eine Verwechslung mancher Buchstaben und Ziffern stattfindet, weil
Linien in einer bestimmten Richtung scharf, in anderer aber undeutlich gesehen werden, so muß an Astigmatismus gedacht
werden. Die Korrektur des Astigmatismus erfolgt durch Zylin-
dergläser (siehe Seite 74); sie sind als solche leicht daran zu
erkennen, daß sie nur in einer Ebene als sphärische Linsen
wirken, in der darauf senkrechten Ebene jedoch als planparallele
Platten gar keine optische Wirkung haben. Betrachtet man z. B.
das Fensterkreuz durch eine Zylinderlinse, so erscheint es
schiefwinkelig, dreht man nun das Glas, so scheinen sich auch
die Balken zu drehen, nur in zwei Stellungen erscheint es
rechtwinkelig. Es sind dann die Hauptschnitte der zylindrischen
Fläche parallel den Balken des Fensterkreuzes. Bei einem einfachen Astigmatismus, bei dem also in einem Meridian Emmetropie besteht, wird eine Konkav- oder Konvexzylinderlinse,
deren Achse auf dem ametropischen Meridian senkrecht steht,
den Astigmatismus ausgleichen. Bei zusammengesetztem Astigmatismus muß zunächst durch ein sphärisches Glas die Grundrefraktion ausgeglichen und dann die noch übrig gebliebene Refraktionsdifferenz durch ein Zylinderglas korrigiert werden.
Wenn z. B. die Refraktion in den Hauptmeridianen

$$\frac{\quad\big|^{+3}\quad}{\qquad\big|\qquad} + 6\ (3 + 3)$$

ist, gleicht eine Gläserkombination von + 3 D sphärisch $\bigcirc$ (d. h.
kombiniert mit) +3D Zylinder Achse vertikal die Ametropie aus.

Bei einem zusammengesetzten gemischten Astigmatismus z. B.

$$\frac{-3}{\quad} \ +2$$ wird die sphärische Refraktion korrigiert mit

$+2\,$D, dann ist die Refraktion in den beiden Meridianen fol-

gende: $\frac{-5}{\quad}$ 0, es muß nun noch ein Konkavzylinder von

$-5\,$D mit horizontaler Achse gegeben werden; oder man korrigiert den myopischen Meridian $-3\,$D, dadurch wird die Refraktion in den beiden Meridianen folgendermaßen verändert:

$$\frac{0}{\quad} \ +5$$ und es wird mit $+5\,$D Zylinder Achse vertikal die-

ser Rest ausgeglichen. Bei Presbyopen wird man die Konkav-

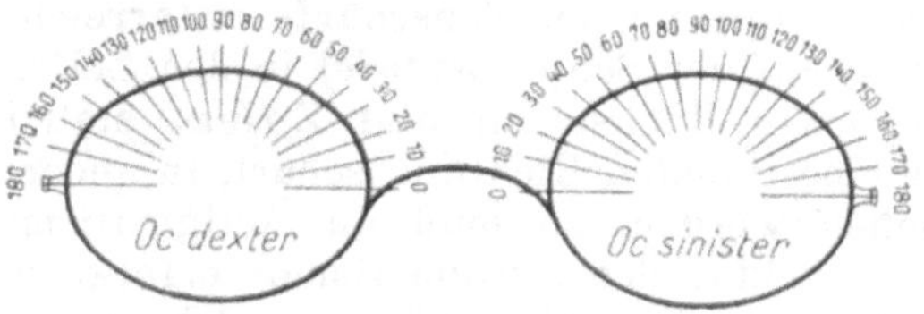

Abbildung 15.

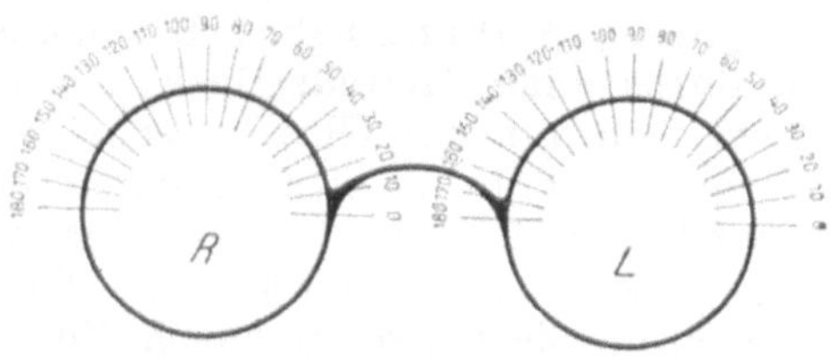

Abbildung 16.

zylinder für das Sehen in die Ferne, die Konvexzylinder für die
Nahearbeit verordnen. Die Bezeichnung der Achsen eines zu
verschreibenden Zylinderglases erfolgt nach einem festgesetzten
Schema. Derzeit gilt entweder die internationale Achsenbezeich-
nung (Abbildung 15) oder das Tabo-Schema (Abbildung 16).

Aus den wenigen oben angeführten Beispielen ergibt sich
schon genügend, daß zur richtigen Korrektur eines Astigmatismus eine sehr große Fachkenntnis und Erfahrung gehört und
zur Kontrolle auch immer, womöglich nach Lähmung der Ak-

kommodation die objektive Bestimmung der Refraktion notwendig ist; sie kann somit kaum Sache des praktischen Arztes sein.

Objektive Bestimmung der Refraktion.

1. Methode des aufrechten Bildes mit Hilfe des Augenspiegels. Dazu ist unerläßlich, daß weder Arzt noch Patient akkommodieren. Beim Patienten kann dies durch Einträufelung von Atropin oder Homatropin erreicht werden. Die Refraktion des Untersuchten ist dann, wenn der Untersucher den Augenhintergrund scharf sieht, gleich der Summe der Refraktionen beider; ist z. B. der Arzt emmetrop, der Untersuchte ebenfalls, dann wird ohne daß Gläser in den Augenspiegel eingeschaltet werden, der Augenhintergrund gesehen. Hat der Arzt eine Myopie von 3 D, der Patient eine Hypermetropie von 3 D, dann erscheint der Augenhintergrund des Patienten ebenfalls ohne Gläser deutlich. Hat der Arzt — 3 D, sieht er aber den Augenhintergrund des Untersuchten erst mit — 7 D, dann besteht beim Untersuchten eine Myopie von — 4 D usw.

2. Methode des umgekehrten Bildes. Sie wird heute sehr wenig gebraucht und erfordert auch eigene Vorrichtungen.

3. Die Schattenprobe (Skiaskopie): Der Untersucher sitzt einen Meter entfernt von dem zu Untersuchenden, hält vor sein Auge einen Planspiegel, durch dessen zentrales Loch er sieht, und läßt nun das durch den Spiegel entworfene Bild der neben dem Kopfe des Kranken befindlichen Lichtquelle in die Pupille des zu untersuchenden Auges fallen. Da wird er sie plötzlich rot aufleuchten sehen; nun dreht er den Spiegel um eine vertikale Achse langsam nach rechts und links; beobachtet er dabei, daß die Pupille plötzlich wieder ganz schwarz wird, ohne daß eine Bewegung des Lichtes in der Pupille durch Auftreten eines Schattens sichtbar gewesen wäre, dann fällt der Punkt, für den das untersuchte Auge eingestellt ist, also seine Refraktion (vorausgesetzt, daß nicht akkommodiert wird) mit dem Spiegelloch zusammen, das sich in einem Meter Entfernung befindet. Es besteht also eine Myopie von 1 D. Ist das aber nicht der Fall, so tritt bei Drehung des Spiegels eine Wanderung des Lichtes in der Pupille des untersuchten Auges ein, in der Art, daß sie manchmal nur teilweise erleuchtet ist. Im allgemeinen wird die Schattenbewegung umso langsamer sein,

je mehr die Refraktion von der Emmetropie abweicht. Findet diese Bewegung des Lichtes durch die Pupille in derselben Richtung statt, wie die Spiegeldrehung, dann liegt der Fernpunkt des untersuchten Auges hinter dem Untersucher. Es ist also entweder eine Myopie von weniger als 1 D, oder Emmetropie oder Hypermetropie vorhanden; erfolgt dagegen die Bewegung des Lichtes in der Pupille entgegengesetzt der Spiegeldrehung, dann besteht eine Myopie von mehr als 1 D. Man setzt nun je nach der stattgefundenen Drehung Konvex- oder Konkavgläser in steigender Stärke so lange vor das zu untersuchende Auge, bis eine Umkehrung der Schattenbewegung stattfindet. Das dazu verwendete Glas, vermindert um 1 D, ergibt die gesuchte Refraktion. Bei vorhandenem Astigmatismus findet man mittelst der Schattenprobe schon beim Hineinleuchten und Drehen des Spiegels in verschiedenen Meridianen ungleiche Schattenbewegung, wenn ein gemischter oder ein einfacher Astigmatismus besteht. Bei Untersuchung des vertikalen Meridianes muß natürlich die Spiegeldrehung um eine horizontale Achse erfolgen.

Anisometropie.

Bisher wurde stillschweigend angenommen, daß beide Augen die gleiche Refraktion haben, was ja auch meistens der Fall ist. Es kommt aber nicht zu selten vor, daß (gewöhnlich angeboren) A n i s o m e t r o p i e besteht, d. h. der Brechungszustand des einen Auges von dem des anderen verschieden ist; es kommt dies den damit Behafteten meistens gar nicht zum Bewußtsein und stört sie auch nicht; oft wird diese Ungleichheit ganz zufällig durch Zuhalten eines Auges z. B. nach Hineinfliegen eines Fremdkörpers oder bei der Vornahme einer Sehprüfung bemerkt. Wenn die Differenz der Refraktion sehr groß ist und eine beträchtliche Ametropie eines Auges besteht, so tritt häufig Schielen des Auges mit der schlechteren Sehschärfe ein und es ist auch kein binokulärer Sehakt vorhanden. Es wäre ja von vornherein zu erwarten, daß jedes Auge für sich voll korrigiert werden soll, doch werden erfahrungsgemäß Brillen mit ungleichen Gläsern oft nicht vertragen, besonders wenn der Unterschied ein großer ist, weil die Netzhautbilder der beiden Augen dann sehr verschiedene Größe haben, daher schwer oder gar nicht zur Deckung gelangen. Ist ein Auge

emmetrop, das andere schwach myop und haben beide Augen
gute Sehschärfe (das myope natürlich mit korrigierendem Glas),
so wird das emmetrope Auge zum Sehen in die Ferne, das myope
zum Sehen in die Nähe benützt und es besteht gar kein Be-
dürfnis nach einer Brille. Wird aber die verschiedene Sehschärfe beider Augen unangenehm empfunden, so kann und soll
man versuchen, die Anisometropie auszugleichen. Sind beide
Augen myopisch, so kann man, wenn kein großer Unterschied
(höchstens 3 D) besteht, den Unterschied korrigieren. Es kann
sich das Auge an die verschiedenen Gläser gewöhnen; bei
Jugendlichen gelingt es dadurch, manchmal auch die Amblyopie
des einen Auges zu bessern. Ist der Unterschied der Kurzsichtigkeit dem Grade nach aber sehr groß, so wird nur das schwächer kurzsichtige Auge berücksichtigt. Ist ein Auge emmetrop,
das andere schwach hypermetrop, so versuche man, ob die Korrektur des hypermetropen Auges vertragen wird. Auch hier
kann die Sehschärfe des schwächeren Auges dadurch günstig
beeinflußt werden. Sind beide Augen in verschiedenem Grade
hypermetrop, so wird bei geringem Unterschiede vollständige
Korrektur beider Augen vorgenommen und oft auch vertragen,
wenn auch erst nach einer längeren Gewöhnung. Bei großem
Refraktionsunterschied wird nur das schwächere hypermetropische Glas für beide Augen verordnet oder es werden Gläser
mit geringerem graduellen Unterschied, als tatsächlich besteht,
verordnet.

Brillenverordnung.

Bei der Brillenverordnung begnüge man sich nicht nur mit
der Verschreibung der erforderlichen Glasnummer, es muß auch
die Form und Schleifart der Gläser, die Pupillendistanz, die
Form des Brillensteges und die Entfernung des Hornhautschei-
tels vom augenseitigen Brillenscheitel berücksichtigt werden.
Wie schon früher ausgeführt, werden heutzutage fast ausschließlich die durchgebogenen Gläser verordnet, weil bei ihnen
die Verzerrung der Bilder bei schiefer Durchsicht mehr oder
weniger wegfällt. Die Gläser sollen so groß sein, daß sie die
Augen vollständig bedecken, damit auch bei seitlicher Blick-
richtung und im indirekten Sehen die Strahlen noch durch das
Brillenglas fallen.

Bei Krümmungs- und Wölbungsanomalien der Hornhaut, die mit unregelmäßigem, durch Brillengläser gar nicht besserungsfähigem Astigmatismus einhergehen (besonders beim Keratokonus) oder bei hochgradigen Ametropien werden in neuester Zeit mit großem Nutzen Kontakt- oder Haftgläser verordnet, die ohne Brillengestell unmittelbar unter die Lider auf den Augapfel gesetzt werden (Abbildung 17 und 18). Gegenwärtig gibt es zwei Arten: die von Zeiß geschliffenen und die von Müller in Wiesbaden geblasenen. Die geschliffenen Haft-

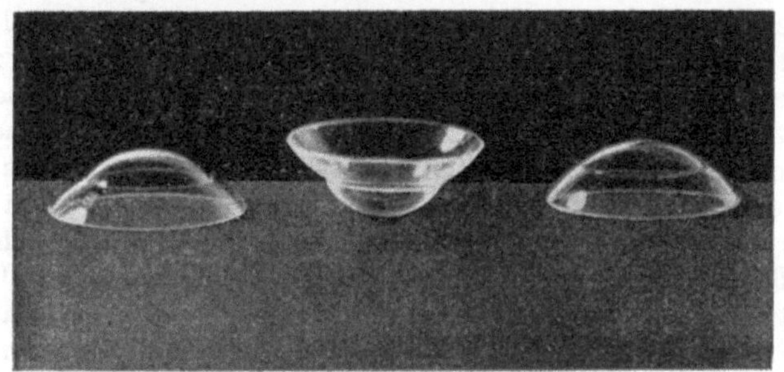

Abbildung 17.

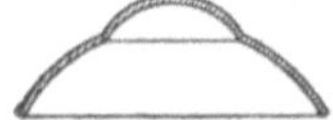 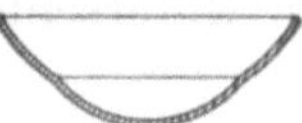 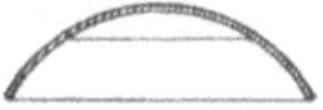

Abbildung 18.

Zeiß'sche Haftgläser von verschiedener Schleifart und dementsprechend auch unterschiedlicher Brechkraft. In Abbildung 17 sind sie in Form und Aussehen wiedergegeben, Abbildung 18 stellt die Durchschnitte dar.

gläser haben den großen Vorteil einer genau bestimmten Brechkraft, sie werden mit den Hornhautradien 7 bis 11 Millimeter und den Skleralradien 11 bis 13 Millimeter in der verordneten Kombination angefertigt; das Stück kostet 88 Schilling. Die von Müller geblasenen Haftgläser haben einen größeren Skleralteil, der wie die Prothese aus Milchglas mit Nachahmung der Bindehautäderung versehen ist, und einen stärker gewölbten durchsichtigen Hornhautteil. Es ist aber die Brechkraft dem Zufall überlassen, daher korrigiert oft aus einer ganzen Serie kein einziges Glas, es läßt sich auch nicht nach einer bestimmten Vorschrift herstellen. (Preis 40 Mark.) Eine große Schwierigkeit für die ausgebreitete Verwendung der Haftgläser besteht in deren Anlegung, die nur von der Empfindlichkeit und Geschicklichkeit abhängt, aber gewiß bald gelernt werden kann. Da zwischen der Innenfläche des Hornhautteiles des Kontaktglases und der Oberfläche der Hornhaut des Auges kein mit Luft gefüllter Spaltraum sein darf, muß das Haftglas mit Wasser gefüllt und wie eine Prothese auf den Augapfel unter die Lider eingelegt werden. Es ist auch sehr verschieden, wie lange ein solches Kontaktglas vom Auge ohne Reizung vertragen wird. Es gibt Menschen, die ihren Beruf z. B. als Lehrer, Beamte usw. nur mit Hilfe des Haftglases ganz ohne Störung ausüben, während andere schon nach kurzer Zeit starke Schmerzen und Reizerscheinungen bekommen. Heine hat kürzlich berichtet, daß er die Zeiß'schen Kontaktgläser bei allen Graden von Ametropie und in jedem Lebensalter (auch bei Kindern) mit sehr gutem Erfolge verwendet. Ein Presbyop muß sich natürlich vor sein Haftglas für die Nähe das entsprechende Näheglas vorstecken.

Die Vorteile der Haftgläser für gewöhnliche sphärische oder astigmatische Refraktionsanomalien den Brillen gegenüber bestehen in Normalisierung des Blick- und Gesichtsfeldes, kosmetischer Überlegenheit und vielleicht auch in einem Zurückgehen einer höheren Myopie und eines Keratokonus.

Die für den praktischen Arzt zur Brillenbestimmung notwendigen Apparate.

Da der Brillenkasten, den der praktische Arzt benötigt, doch nur für einfache Fälle von Ametropie, besonders Myopie und Presbyopie zur Verwendung kommt, genügt ein kleineres Modell, das ungefähr folgende sphärische bikonkave und bikonvexe Linsen in doppelter Zahl enthalten soll:

+ und — 0·25, 0·5, 1, 1·5, 2, 2·5, 3, 3·5, 4, 4·5, 5, 5·5, 6, 8, 10, 12 (die Zwischen- und höheren Nummern lassen sich durch Kombination leicht gewinnen).

+ und — Zylinderlinsen 0·5, 1, 2, 3.

Ein Prisma von 10° } zur Prüfung des Augenmuskelgleich-
Ein Maddox-Stäbchen } gewichtes.

Ein rotes Glas zur Prüfung der Doppelbilder.

Eine Blende.

Ein einfaches Brillengestell.

Ein Brillengestell mit zwei übereinanderliegenden Gläserfassungen auf jeder Seite, von welchen die vordere drehbar und mit einer Gradeinteilung für Zylindergläsereinstellung versehen ist, mit verstellbarem Nasenbügel und veränderlicher Pupillendistanz.

Ein Metermaßstab.

Ferner sind zur Brillenbestimmung noch notwendig Sehprobentafeln für die Fern- und für die Naheprobe.

Einige der gebräuchlichsten S e h p r o b e n sind folgende: Sehprobentafeln zur Prüfung der Sehschärfe

Für die Ferne: Snellens Sehprobentafeln (Verlag F. Fritsch in Wien, VIII., Alserstraße 17). A. Roths Sehprobentafeln (Verlag G. Thieme in Leipzig). Mayerhausens Sehprobentafeln (Verlag H. Peters in Berlin W. 8). Ammons Sehprobentafeln (Verlag J. F. Lehmann in München). Pflügers Optotypi (Verlag E. Birkhäuser & Co. in Basel).

Für K i n d e r u n d A n a l p h a b e t e n. Wolffbergs Bilderbuch (Verlag W. Engelmann in Leipzig). A. Lotz (Verlag G. Fischer in Jena). Löhleins Bildersehprobentafel für Kinder (Verlag J. F. Bergmann in München).

Für die Nähe: Niedens Naheproben (Verlag J. F. Bergmann in München). Fuchs Naheproben (Verlag F. Fritsch in Wien). Optotypi (Verlag F. Deuticke in Wien). Birkhäuser, Type 3 (Verlag E. Birkhäuser & Co. in Basel). (Die letzten zwei Proben sind auch in fremden Sprachen erschienen.)

Die Bestimmung der Sehschärfe, die ja der wesentliche Teil der Brillenbestimmung ist, stellt aber nur einen Teil der Funktionsprüfung des Auges dar. Es soll ihr immer die genaue Augenspiegeluntersuchung, Prüfung des Farben- und Lichtsinnes, des Gesichtsfeldes und Augenmuskelgleichgewichtes angeschlossen werden; denn es kann die Sehschärfe normal und der Augenspiegelbefund pathologisch sein (z. B. bei beginnender tabischer Optikusatrophie, Stauungspapille) oder umgekehrt (retrobubäre Neuritis, intrakranieller Sitz der Störung im Bereich des Chiasmas, Tractus opticus, der Sehbahn). Es können aber auch in den durchsichtigen Medien des Auges oder auf dem Augenhintergrunde krankhafte Veränderungen bestehen, die der Grund der herabgesetzten Sehschärfe sind; ferner können asthenopische Beschwerden durch Störung des Augenmuskelgleichgewichtes oder der Akkommodation bei normaler Sehschärfe und normalem Spiegelbefund vorliegen usw. Zur Aufdeckung dieser Verhältnisse gehört aber große Übung, Erfahrung und Beherrschung des ganzen umfangreichen und schwierigen Gebietes. Mit dem einfachen Vorsetzen von Gläsern ist selbst bei Erreichung einer besseren Sehschärfe nichts getan, bezw. das Ergebnis der Untersuchung ein höchst mangelhaftes, oft sogar falsches. Es wird sich daher der praktische Arzt im eigenen Interesse nur im Notfalle zu einer Brillenbestimmung entschließen und da kann er die im Vorangehenden angegebenen Richtlinien benützen, ohne Schaden zu stiften.

Beispiele.

Diese theoretischen Auseinandersetzungen sollen nun durch einige praktische Beispiele erläutert werden, die nicht etwa konstruiert, sondern dem Leben entnommen sind:

1. Ein 12jähriger Schüler klagt über Schlechtsehen in die Ferne. Zur Prüfung seiner Sehschärfe setzt man ihn in 6 Metern Entfernung vor die Sehprobentafel, verdeckt sein linkes Auge und läßt ihn mit dem rechten Auge allein die Buchstaben oder Ziffern von der Tafel ablesen. Er erkennt nur die obersten 3 Zeilen richtig, das entspricht einer Sehschärfe von $^6/_{24}$ (über oder neben der 3. Reihe steht die Zahl 24). Nun setzt man vor das rechte Auge + 0·25 D. sphär., dann + 0·5 D. sph.; dadurch wird aber das Sehvermögen deutlich verschlechtert, es ist daher keine Hypermetropie vorhanden, denn sonst müßte mit den schwachen Konvexgläsern entweder die gleiche oder eine bessere Sehschärfe festzustellen sein. Jetzt beginnt man mit schwachen Konkavgläsern (— 0·25, — 0·50 usw.) und steigert diese langsam, bis womöglich die mit 6 bezeichnete Reihe deutlich gelesen werden kann, was einer Sehschärfe von $^6/_6 = 1$ entspricht. Das schwächste Konkavglas, mit dem dies erreicht wird, entspricht der vorhandenen Myopie; im vorliegenden Falle ist dies — 1·0 D. sph. Nun wird die gleiche Prüfung mit dem linken Auge bei verdecktem rechten angestellt und dasselbe Resultat erhalten. Zum Schlusse wird die binoculäre Sehprobe angestellt, wobei sich ergibt, daß schon mit — 0·75 D. sph. $^6/_6$ gelesen wird. Bei der Naheprobe wird ohne Glas Jäger 1 oder Fuchs oder Nieden 1 in 36—10 cm fließend gelesen, was ebenfalls der Norm entspricht. Zur Verordnung gelangen — 0·75 D. sph. zum Sehen in die Ferne. Die in Protokol-

len und wissenschaftlichen Veröffentlichungen übliche abge-
kürzte Schreibweise ist folgende:

V. o. d. (oder RA): $^6/_{24}$; — 1·0 D. sph. $^6/_6$ }
V. o. sin. (oder LA): $^6/_{24}$; — 1·0 D. sph. $^6/_6$ } V. o. u. (oder BA): — 0·75 D. sph.
$^6/_6$, Jgr 1 in 36 — 10 cm.

V. o. d. = Visus oculi dextri; V. o. sin. = Visus oculi sinistri; V. o. u. =
Visus oculi utriusque; RA = Rechtes Auge, LA = Linkes Auge, BA =
Beide Augen; D. sph. und D. s.= Dioptrie sphärisch.

Es ist nun erforderlich, die subjektive Refraktionsbestimmung
durch die objektive zu ergänzen (Schattenprobe). Bei Jugendlichen
ist, besonders wenn es sich um höhere Grade von Myopie oder
um Hypermetropie handelt, notwendig, die Sehprüfung nach Lähmung der Akkommodation zu wiederholen. Man wird dann oft
eine geringere Myopie und fast immer eine höhere Hypermetropie
finden.

2. Ein 50jähriger Beamter, der seit Jugend kurzsichtig ist
und Brillen trägt, sieht seit einiger Zeit schlechter bei der Büro-
arbeit. Er liest ebenfalls mit jedem Auge allein $^6/_{24}$ und mit vor-
gesetztem — 1·0 D. s. $^6/_6$. Bei der Naheprobe ist er aber nicht
imstande, Jäger 1 in 36 cm zu lesen, sondern nur Jäger 3 in 50 cm.
Da er mit 50 Jahren naturgemäß presbyop ist und nur mehr ein
Akkommodationsvermögen von ungefähr 2·5 D. hat, liegt sein
Nahepunkt in 40 cm, seine Arbeitsdistanz jedoch in 30 cm; ein
Presbyop von 50 Jahren benötigt, wie früher (Seite ...) gesagt
wurde, zur Nahearbeit + 2·0 D. s., davon ist nun seine Myopie
(— 1·0 D. s.) abzuziehen; er wird also ein Naheglas von + 1·0 D.
erhalten. Im Alter von 60 Jahren braucht er + 3—1 = + 2 D. s.

3. Eine 60jährige Frau sieht in die Ferne und Nähe schlecht.
Die Fernprobe ergibt, daß sie nicht einmal die oberste Zeile auf
der Sehprobentafel in 6 m Entfernung lesen, sondern nur Finger
in 1½ m Entfernung zählen kann. Konvexgläser werden abgelehnt. Mit — 7 wird eine Sehschärfe von $^6/_6$ auf jedem Auge erreicht. Infolge der Presbyopie würde ein Emmetroper + 3 D. s.
brauchen; also im vorliegenden Falle 7—3 = 4 D. s. als Glas für
die Entfernung von ungefähr 30—35 cm; zum Klavierspielen in
einer Entfernung von 50—70 cm aber 7—2 = — 5·0 D. s.

4. Ein 44jähriger Mann sieht mit dem rechten Auge ohne
Glas nur Finger in 2 m Entfernung, mit — 6 D. s. $^6/_{18}$ (eine bessere
Sehschärfe ist wegen myopischer Glaskörpertrübungen nicht zu
erreichen); mit dem linken Auge wird ohne Glas $^6/_{18}$, mit — 0·75

D. s. aber $^6/_6$ gelesen, Jäger 1 in 30 cm. In diesem Falle wird wegen der großen Refraktionsdifferenz beider Augen und der verhältnismäßig schlechten Sehschärfe rechts dieses Auge bei der Korrektur gar nicht berücksichtigt und nur für das linke Auge ein Glas von — 0·75 D. s. für die Ferne verordnet; für die Nähe wird keine Brille benötigt.

5. Ein 65jähriger Mann sieht mit dem rechten Auge ohne Glas $^6/_{18}$, mit — 1·25 D. $^6/_6$, mit dem linken Auge ohne Glas $^6/_{12}$, mit — 0·75 D. $^6/_6$; seiner Presbyopie entsprechend würde er zum Arbeiten in 30 cm ein Konvexglas von + 3·0 brauchen, wenn er Emmetrop wäre; mit Rücksicht auf die vorhandene Myopie daher für das rechte Auge + 1·75 D. s., für das linke Auge + 2·25 D. s. Dieser geringe Unterschied in der Gläserstärke wird meistens vertragen, weil der Größenunterschied der Netzhautbilder nicht ins Gewicht fällt.

6. Eine 49jährige Frau sieht mit — 5·5 D. s. $^6/_6$ auf jedem Auge allein, binoculär mit — 5 ebenfalls $^6/_6$; für die Arbeit benötigt sie daher ein Glas von — 5 + 2 = — 3 D. s.

7. Ein 20jähriger Musiker sieht zur Ausübung seines Berufes nicht genügend. In die Ferne sieht er mit jedem Auge nicht einmal $^6/_{60}$, mit jedem Auge allein durch ein vorgesetztes Glas von — 3·5, binoculär mit — 3·0 jedoch $^6/_6$. Jäger 1 kann er in 36 cm lesen. Er braucht also zum Lesen der ungefähr 60 cm entfernten Noten — 3·0, für die gewöhnliche Arbeitsdistanz von 30 cm kein Glas.

8. Ein 14jähriger Schüler sieht in die Ferne sehr schlecht und muß sich beim Lernen weit vorneigen, worauf sehr rasch Ermüdung eintritt. Er zählt mit jedem Auge nur Finger in 1½ Metern, dagegen rechts mit — 11 $^6/_9$?, links mit — 12 $^6/_9$? (das ? bedeutet, daß diese Zeile nicht durchwegs richtig gelesen wird). Infolge geringer myopischer Fundusveränderungen wird keine bessere Sehschärfe erreicht. Binoculäres Sehvermögen mit obigen Gläsern $^6/_9$. Zum beständigen Tragen wird ihm ein Glas von rechts — 10 D. s., links — 11 D. s. verordnet.

9. Ein 6jähriges Kind schielt mit dem linken Auge nach einwärts. Die Sehprüfung ergibt: das rechte Auge allein sieht 5 Zeilen auf der Hakentafel, i. e. Sehschärfe $^6/_{12}$; vorgesetzte Konvexgläser bessern mit zunehmender Stärke immer mehr, so daß mit + 3·0 ein Sehvermögen von $^6/_6$ erzielt wird. Mit dem linken Auge allein wird auch $^6/_{12}$ gesehen, doch ist mit dem stärksten, auf diesem Auge vertragenen Glase von + 2·5 nur $^6/_{10}$ Sehschärfe zu

erreichen. (Amblyopie infolge des Strabismus convergens.) Es wird zur Bestimmung der totalen Hypermetropie Atropin in beide Augen eingeträufelt und dann, nachdem sich die Wirkung in maximaler Mydriasis gezeigt hat, sowohl subjektiv mit der Fernprobe als auch objektiv mit der Schattenprobe eine Hypermetropie von $+6\,D$ festgestellt. Da in diesem Alter das Akkommodationsvermögen $1\cdot5\,D.$ beträgt, ist es nur notwendig, die manifeste Hypermetropie zu korrigieren, denn zur Korrektur manifester Hypermetropie werden beim Sehen in die Ferne $+3\,D$ aufgewendet, zur Akkommodation von ∞ auf 30 cm wieder $+3\,D.$, also im ganzen $+6\,D.$, es bleibt also noch immer eine genügend große Akkommodationsreserve zur Verfügung.

10. Eine 16jährige Schneiderin hat bei der Arbeit Sehbeschwerden, sie sieht nur kurze Zeit gut und ermüdet leicht. Die Fernsehprobe ergibt für jedes Auge $^6/_6$, Konvexgläser werden vertragen, d. h. die Sehschärfe wird durch sie nicht verschlechtert, es besteht also sicher Hypermetropie und es muß durch langsame Steigerung der vorgesetzten $+$ Gläser die manifeste Hypermetropie gefunden werden. Das stärkste Glas, mit dem die beste Sehschärfe erreicht wird, ist $+2\cdot0$ monoculär und $+2\cdot5$ binoculär; damit wird auch Jäger 1 mühelos in der Arbeitsentfernung gelesen; dieses Glas wird also verordnet.

11. Ein 11jähriges Mädchen sieht weder in die Ferne, noch in die Nähe gut; die Sehschärfe beträgt rechts $^1/_{24}$, links $^1/_{15}$; durch schwache Konvexgläser wird zwar nicht schlechter, aber auch nicht wesentlich besser gesehen, aber mit $+8$ sieht jedes Auge $^6/_8$ und Jäger 1. Dieses Glas wird zum beständigen Gebrauch gegeben.

12. Eine 54jährige Frau klagt über schlechtes Sehen in die Nähe, sie kann weder lesen noch nähen. Ihr Sehvermögen ist jederseits ohne Glas $^6/_{12}$, mit $+1\cdot0$ $^6/_6$. Das erforderliche Glas ist entsprechend dem Alter und der damit verbundenen Presbyopie $+1+2\cdot5 = +3\cdot5\,D.$ s.

13. Ein 50jähriger Mann sieht mit freiem Auge $^6/_6$, $+$ Gläser verschlechtern. Der Presbyopie ist ein Glas von $+2\cdot0$ angemessen.

14. Ein 70jähriger Mann hat auf jedem Auge eine Sehschärfe von $^6/_{36}$, mit $+2\cdot5$ $^6/_8$. Dies entspricht der totalen Hypermetropie, da ja in diesem Alter das Akkommodationsvermögen bereits 0 ist. Das ihm notwendige L e s e g l a s ist daher $+2\cdot5+(+3\cdot5) = +6\cdot0\,D.$ Ist er aber beispielsweise ein Schneider und beträgt seine

Arbeitsdistanz 50 cm, dann braucht er als Arbeitsglas nur $+ 2{\cdot}5 +$
$+ 2{\cdot}0 = + 4{\cdot}5$ D.

15. Ein 10jähriges Kind hat eine fieberhafte Halsentzündung
überstanden, seither kann es nicht lesen und nicht schreiben. Die
Fernprobe ergibt für jedes Auge $^6/_6$, auch ganz schwache $+$ Gläser werden nicht vertragen. In der Nähe wird erst Jäger 5 in 50
bis 60 cm gelesen. Es besteht also ein Hinausrücken des Nahe-
punktes, der ja in diesem Alter in mindestens 10 cm liegen müßte;
dies weist auf eine (postdiphtheritische) Lähmung der Akkommodation hin; tatsächlich wird mit $+ 3{\cdot}0$ Jäger 1 in 36 cm fließend
gelesen. Da ja die postdiphtheritischen Lähmungen in kurzer
Zeit wieder verschwinden, sind die Gläser nur bis zur Wieder-
herstellung der Akkommodation zu verordnen. Hätte in diesem
Falle eine Hypermetropie von z. B. 2 D. bestanden, dann würde
das Sehvermögen für die Ferne ohne Gläser ungefähr $^6/_{36}$ be-
tragen haben, wäre aber durch $+ 2{\cdot}0$ auf $^6/_6$ zu bessern gewesen;
als Naheglas wäre $+ 2 + (+ 3) = + 5$ in Betracht gekommen. Im
Falle einer Myopie von $- 3$ wäre die Sehschärfe nicht einmal
$^6/_{60}$ gewesen, $+$ Gläser hätten aber eine Verschlechterung herbei-
geführt, $- 3$ den Visus auf $^6/_6$ gehoben. Naheglas $+ 3 + (- 3)$
$= 0$, das Lesen ohne Glas möglich.

16. Ein 16jähriger Schüler mit voller Sehschärfe von $^6/_6$ und
Emmetropie (d. h. Verschlechterung auch durch schwächste
$+$ Gläser) liest Jäger 3 nur in 30 cm als nächster Entfernung
(statt in ungefähr 8 cm). Dazu ist eine Akkommodation von
3 D erforderlich; er müßte aber 12 D Akkommodationskraft haben
$(100 : 12 = 8\frac{1}{2})$; es liegt somit eine Akkommodationsschwäche
vor. Würde derselbe Emmetrop nur mit $+ 4$ D. s. Jäger 1 in
25 cm p. p. (Nahepunkt) lesen, dann hätte er überhaupt keine
Akkommodation, denn $100 : 25 = 4$; dann bestünde eine Akkom-
modationslähmung.

17. Ein Hypermetrop von 3 D und guter Sehschärfe liest
Jäger 1 nur mit Hilfe von $+ 6$ D in 25 cm. Um auf diesen Nahepunkt zu akkommodieren, benötigt er $+ 3 + 4 = + 7$ D, (und
zwar $+ 3$ zur Korrektur seiner Hypermetropie und $+ 4$ $(100 : 4$
$= 25)$ zur Annäherung der Schrift auf 25 cm). Er hat somit noch
eine Akkommodation von 1 D. (Beispiel der Bestimmung des
Akkommodationsvermögens mit Hilfe von Gläsern.)

Der Arzt wird oft vor die Frage gestellt, ob Brille oder Zwicker zu tragen ist. Da ist zu sagen, daß für Kinder und junge Leute unbedingt nur Brillen in Betracht kommen; denn diese haben, wenn sie richtig angepaßt sind, immer die gleiche unverschiebliche Stellung zum Auge und einen sicheren gleichbleibenden Sitz. Bei Presbyopen wird sich für manche Fälle ein Zwicker praktisch erweisen, wenn nämlich das Glas nur für kurze Zeit und rasch aufgesetzt werden soll, z. B. bei einem Redner, der gelegentlich in seine Aufzeichnungen sehen will, oder in Sitzungen, wenn gelegentlich in Akten geblättert wird oder Notizen gemacht werden müssen u. dgl. mehr. Für diese Zwecke eignen sich aber vorzüglich die halben Gläser, die in

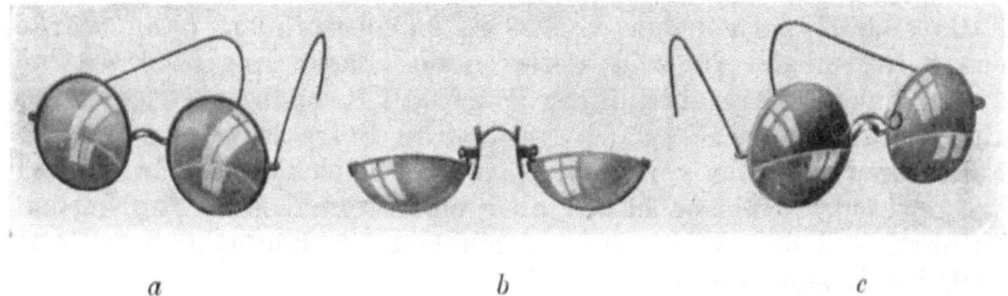

a   b   c

Abbildung 19. *a* stellt eine b i f o c a l e Brille dar; der größere obere sichelförmige Teil der Gläser wird zum Sehen in die Ferne, der untere linsenförmige zum Nahesehen verwendet. *b* ist ein Vorhänger, der zum Sehen in die Nähe auf die Fernbrille gesteckt wird, *c* ist die Fernbrille mit angestecktem Vorhänger.

neuer Zeit oben eine etwas konkav gebogene Begrenzung haben, so daß über das Glas mit freiem Auge in die Ferne und durch das Glas in die Nähe gesehen werden kann. Benötigt jemand für die Ferne und für die Nähe verschiedene Gläser (z. B. ein presbyoper Myop $-1\,\mathrm{D}$ und $+1\,\mathrm{D}$ oder ein Hypermetrop $+1{\cdot}0\,\mathrm{D}$ und $+3{\cdot}0\,\mathrm{D}$), dann sind die bifocalen Gläser oder die Ferngläser mit sogenannten „Vorhängern" sehr gut zu gebrauchen. Die Vorhänger werden übrigens auch in der Form der halben Gläser angefertigt, so daß ein Wechsel des Glases wegfällt.

Der Vollständigkeit halber sollen noch einige Worte über das M o n o k e l gesagt werden, soweit sich dessen Benützung vom p r a k t i s c h e n Standpunkte aus begründen läßt. Bei einseitiger unkorrigierbarer Amblyopie oder Fehlen eines

Auges ist es gerechtfertigt; es läßt sich sogar verstehen, wenn ein Presbyop, wenn er rasch etwas lesen oder schreiben muß, anstatt die Brille oder den Zwicker herauszuziehen und anzulegen, das an einer Schnur hängende oder in der Tasche befindliche Einglas schnell vor ein Auge klemmt.

Es gibt gewiß Menschen, die ein Monokel ohne sichtbares Zusammenkneifen der Lider tragen, aber das Zweckmäßigste ist es auf alle Fälle, eine gut sitzende Brille oder einen Zwicker zu benützen, selbst wenn sich in einer Fassung ein Plonglas befindet. — Es sei übrigens erwähnt, daß das Auffallen einer Prothese, die nicht genau paßt, wesentlich gemildert werden kann, wenn sich vor ihr ein Konvexglas befindet.

Sachverzeichnis.

(C siehe auch bei K und Z).

(52 Cm.)

Wir gelangen nur schwer anders als durch Extreme zur Wahrheit, — wir müssen den Irrtum und oft den Unsinn zuvor erschöpfen, ehe wir uns zu dem schönen Ziele der ruhigen Weisheit hinaufarbeiten. — Noch so viele Freunde der Wahrheit mögen zusammenstehen, ihren Mitbürgern auf Kanzel und Schaubühne Schule zu halten: der Mob hört nicht auf Mob zu sein.

128   54   478   78   80

(90 Cm.)

Glücklich, wenn ihm die Göttin mit dem Spiegel der Wahrheit bald erschien, so daß er sich selbst sehe und wieder ermanne! Alsdann, wenn er zeitig genug entkommt, waren ihm die Stürme und Wallfahrten sehr nützlich, die sein unversuchtes Schiff übten. Jeder

29   417   945   59

(102 Cm.)

Der Mensch kann vielleicht Alles vergessen, die Liebe, die Freundschaft, die schuldige Dankbarkeit, alle Pflichten, ja selbst das Andenken des Guten, das er getan hat; was er aber nicht vergessen, dem er nie ausweichen kann, was nie

14   485   793   59

(120 Cm.)

Es gibt Augenblicke im Leben, wo wir aufgelegt sind, jede Blume und jedes entlegene Gestirn, jeden Wurm und jeden geahnten höheren Geist an den Busen zu drücken — ein Umarmen der ganzen Natur gleich unserer Geliebten.

23   187   596   74

(159 Cm.)

Ein wohltätiger Kopf leuchtet für die Nachwelt milder und wohltätiger als für seine Mitwelt. Menschen, die an dem Vesuv der Freiheit und des Lichtes an dem zurück-

21   374   689   50

Springer-Verlag Berlin Heidelberg GmbH

Additional material from *Die Differentialdiagnose der wichtigen Augenerkrankungen und Augenverletzungen,* ISBN 978-3-662-34351-7, is available at http://extras.springer.com

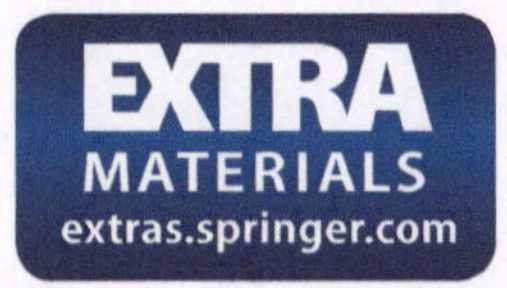

Springer-Verlag Berlin Heidelberg GmbH

Das Auge. Seine Schädigungen, ihre Verhütung und Bekämpfung. Ein Ratgeber für Lehrer, Eltern und Erzieher. Von Professor Dr. **Viktor Hanke**, Primararzt der Augenabteilung in der Krankenanstalt Rudolfstiftung in Wien. Mit 38 zum Teil farbigen Textabbildungen. VI, 128 Seiten. 1927. RM 4.80
Bei gleichzeitiger Abnahme von 10 Exemplaren je RM 4.35.

Augenbeschwerden im Kindesalter durch wirkliche und scheinbare Refraktionsfehler. Von Professor Dr. **Viktor Hanke**, Primararzt der ·Augenabteilung in der Krankenanstalt Rudolfstiftung in Wien. (Aus den Fortbildungskursen der Wiener medizinischen Fakultät, Heft 38.) 8 Seiten. 1925. RM 0.30

Dringliche Augenoperationen. Von Professor Dr. **Viktor Hanke**, Primararzt der Augenabteilung in der Krankenanstalt Rudolfstiftung in Wien. (Aus den Fortbildungskursen der Wiener medizinischen Fakultät, Heft 66.) 8 Seiten. 1925. Rm 0.50

Grundriß der Augenheilkunde für Studierende. Von Professor Dr. **F. Schieck**, Geheimem Medizinalrat, Direktor der Universitäts-Augenklinik in Halle a. S. Dritte, verbesserte und vermehrte Auflage. Mit 125 zum Teil farbigen Textabbildungen. IV, 174 Seiten. 1922. Gebunden RM 6.50

B) **Stereoskopischer Atlas der äußeren Erkrankungen des Auges** nach farbigen Photographien. Für Studium und ärztliche Fortbildung. Mit begleitendem Text von **Karl Wessely**, Professor in München. Etwa 6 Lieferungen zu je 10 Bildern. Die Beschreibung ist jeder Tafel auf der Rückseite aufgedruckt, und zwar in drei Sprachen.
Erste Lieferung. Bild 1—10. 1930. In Mappe RM 12.—
Zweite Lieferung. Bild 11—20. 1930. In Mappe RM 12.—

Die Radiumbehandlung in der Augenheilkunde. Von Dr. **Leo Kumer**, o. ö. Univ.-Professor in Innsbruck, Gew. Assistent der Univ.-Klinik für Dermat. und Syphil. in Wien (Vorstand Professor Dr. L. Arzt) und Dr. **L. Sallmann**, Assistent der II. Univ.-Augenklinik in Wien (Vorstand Professor Dr. K. Lindner). Mit 65 Textabbildungen. VII. 198 Seiten. 1929. RM 14.40

Die augenärztliche Therapie. Ein Leitfaden für Studierende und Ärzte. Von Dr. **Ernst Franke**, fr. a. o. Professor der Augenheilkunde und Leiter der II. Augenklinik an der Universität Hamburg, Augenarzt in Kolberg. VI, 139 Seiten. 1924. RM 4.80

Augenpraxis für Nichtspezialisten. Von Dr. med. **R. Birkhäuser**, Privatdozent für Ophthalmologie in Basel. Dritte, verbesserte und erweiterte Auflage. Mit 36 Textabbildungen. IV, 219 Seiten. 1925. RM 6.60